国家古籍整理出版专项经费资助项目

不遂，瘫痪舌强等症。治法：初得，即升痰理气。经云：善治风者，以气理风，气顺则痰消，徐理其风。及其久也，即当养血活血。若不先顺气，遽用乌、附，又不活血，徒用防风、天麻、羌活辈，吾未见其能治也。中风有真中、类中，真中，有中腑、中脏、中经之不同。中腑者，多着四肢，故面加五色，有表症，脉浮而恶风寒，四肢拘急不仁，现六经形症。或中身之前，或中身之后，或中身之侧，皆中腑也。治法：加减小续命汤发其表，调以通圣辛凉之剂。中脏者，多滞九窍，故唇缓失音，鼻塞耳聋，目瞀，大小便秘结者，皆中脏也。通其滞，调以十全大补、四物之剂。腑脏兼见者，药必兼用，先表后通，或外无六经形症，内无便溺阻隔，但肢不能举，口不能言，此邪中于经也，又当从乎中治。大秦艽汤补血养经，或二陈汤加清热养血药。中腑易治，宜汗不宜多，恐损卫气；中脏难治，宜下不可过下，恐损荣气。中经有汗，下之戒，只宜养血通气。类中亦有不同，河间主火，东垣主气，丹溪主热与痰。僵仆卒倒，此气虚也，治宜六君子汤加姜汁、竹沥。痰涎壅盛，偏枯，口禁，筋急拘挛，筋反纵，脉数，此火也，治法：在表，防风通圣散；在上，凉膈散。口眼歪斜，半身不遂，涎多不语，此痰症也，治宜二陈导痰等汤。大抵真中者少，类中者多。外感内伤当辨轻重，重于外者，先驱风邪，而后补中气。治以散风为君，以补损为臣使。重于内伤者，先补中气，而后驱外邪。治以滋补为君，以散邪为臣使。其心火暴甚，痰涎壅塞，毫无风邪，而歪斜不遂等症悉具者，治宜清热化痰，养血顺气。一用风药，祸不旋踵。半身不遂，大率多痰。中左，属死血少血，宜四物汤加桃仁、红花、竹沥、姜汁；中右，属痰与气虚，用二陈合四君子汤加竹沥、姜汁；气血两虚而挟痰者，八物汤加南星、半夏、枳实、竹沥、姜汁。初中卒倒，不省人事，急掐人中、提头顶发；口禁不能进药，急以生半夏末，或皂角、细辛为末吹入鼻中。有嚏者生，无嚏者乃肺绝，死。痰涎壅塞，口眼歪斜，舌强不语，俱当用吐法。一吐不愈，再吐。轻用瓜蒂末一钱，重者，稀涎散加藜芦五分，入麝少许，以鹅毛探吐。唯年老虚弱者不可轻吐，气虚卒倒者不可吐。凡中症，虽有痰涎，尤能进汤水者，先进苏合丸通窍，随进顺气散，不可利小便，热退自利。诸中，或已苏，或未苏，忽然吐出红紫血者，死。

口开心绝，手撒脾绝，眼合肝绝，遗尿肾绝，吐沫直视，喉如鼾睡肺绝。肉脱，筋痛，发直，摇头上窜，面赤如妆，汗缀如珠，此皆不治之症。然止见一症者，犹或可治。脉浮迟者，吉；急疾者，凶；寸脉有，尺脉无，当吐不吐者，死；尺脉有，寸脉无，当下不下者，死。

许学士云：暴怒伤阴，暴喜伤阳，忧愁不已，气多厥逆。往往得此疾，便觉涎潮昏塞，牙关紧急，脉伏身寒，此名中气。若中风则身温为异耳，不可作中风治，宜进苏合香丸，续用乌药顺气散或八味顺气散。

花溪老人云：中风者气体先虚，必有风邪直中，然后见有暴仆暴喑，口眼歪斜，手足不举，话语蹇涩，甚者人事不省等症。若无风邪必无此等症候。又云：无直中、类中之分，是见理不真之论也。按：中风者，气体先虚，然后风邪中之者，理也。所谓邪之所凑，其气必虚是也。但常见有人心火暴盛，痰涎壅塞，无毫发风邪夹杂而前症悉见，进[illegible]清热化痰，养血顺气而愈者，即东垣所谓[illegible]

新安医籍珍本善本选校丛刊

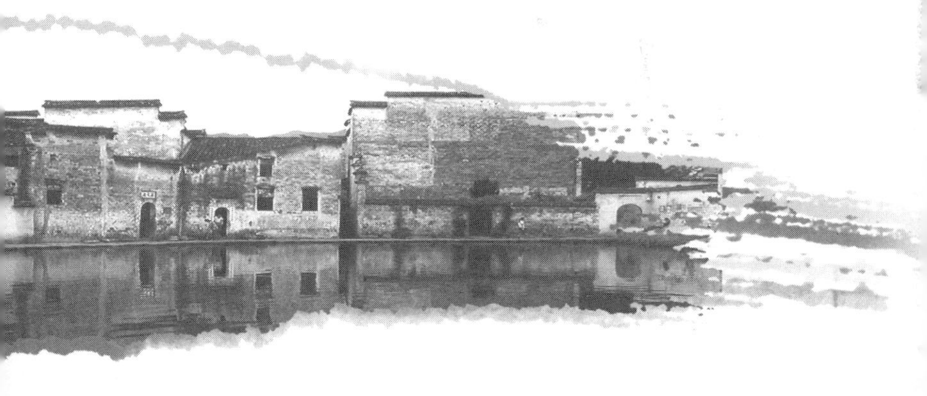

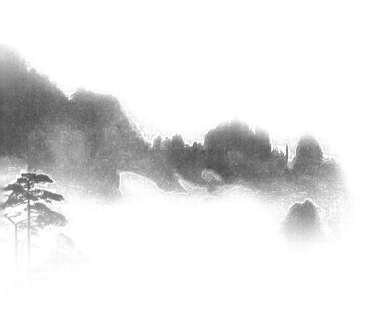

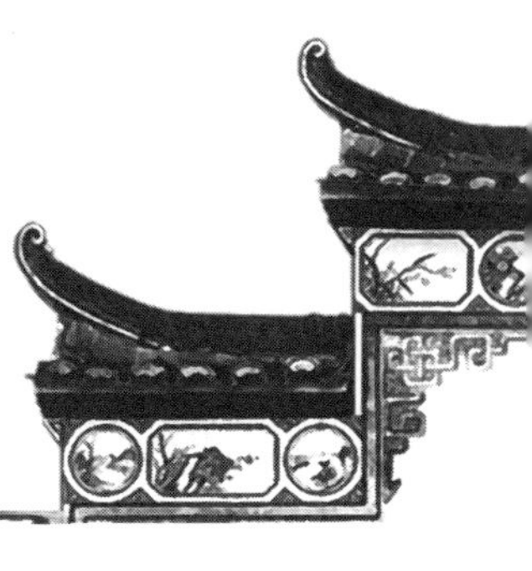

新安医籍珍本善本选校丛刊

总主编 王键 陆翔

脉症治方

明·吴正伦 编撰

李董男 校注

人民卫生出版社

图书在版编目（CIP）数据

脉症治方 /（明）吴正伦编撰；李董男校注．—北京：人民卫生出版社，2018
（新安医籍珍本善本选校丛刊）
ISBN 978-7-117-26236-1

Ⅰ. ①脉… Ⅱ. ①吴…②李… Ⅲ. ①脉学－中国－明代②方书－中国－明代 Ⅳ. ①R241.1

中国版本图书馆 CIP 数据核字（2018）第 072689 号

新安医籍珍本善本选校丛刊
脉 症 治 方

编　　撰：明·吴正伦
校　　注：李董男
出版发行：人民卫生出版社（中继线 010-59780011）
地　　址：北京市朝阳区潘家园南里 19 号
邮　　编：100021
E - mail：pmph @ pmph.com
购书热线：010-59787592　010-59787584　010-65264830
印　　刷：北京铭成印刷有限公司
经　　销：新华书店
开　　本：889 × 1194　1/32　　印张：9
字　　数：180 千字
版　　次：2018 年 3 月第 1 版　2018 年 3 月第 1 版第 1 次印刷
标准书号：ISBN 978-7-117-26236-1/R · 26237
定　　价：52.00 元

《新安医籍珍本善本选校丛刊》编委会名单

脏虽皆有风，而独肝经最多是入。盖肝主筋[illegible]不遂，瘫痪舌强等症。治法：初得，即开痰理气。经云：善治风者，以气理风，气顺则痰消，徐理其风。及其久也，即当养血活血。若不先顺气，遽用乌、附，又不活血，徒用防风、天麻、羌活辈，吾未见其能治也。中风有真中、类中，真中，有中腑、中脏、中经之不同。中腑者，多着四肢，故面加五色，有表症，脉浮而恶风寒，四肢拘急不仁，现六经形症。或中身之前，或中身之后，或中身之侧，皆中腑也。治法：加减小续命汤发其表，调以通圣辛凉之剂。中脏者，多滞九窍，故唇缓失音，鼻塞耳聋，目瞀，大小便秘结者，皆中脏也。通其滞，调以十全大补，四物之剂。腑脏兼见者，药必兼用，先表后通，或外无六经形症，内无便溺阻隔，但肢不能举，口不能言，此邪中于经也。又当从乎中治。大秦艽汤补血养经，或二陈汤加清热养血药。中腑易治，宜汗不宜多，恐损卫气；中脏难治，宜下不可过下，恐损荣气。中经有汗，下之戒，只宜养血通气。类中亦有不同，河间主火，东垣主气，丹溪主热与痰。僵仆卒倒，此气虚也，治宜六君子汤加姜汁、竹沥。痰涎壅盛，偏枯，口禁，筋急拘挛，筋反纵，脉数，此火也，治法：在表，防风通圣散；在上，凉膈散。口眼歪斜，半身不遂，涎多不语，此痰症也，治宜二陈导痰等汤。大抵真中者少，类中者多。外感内伤当辨轻重，重于外者，先驱风邪，而后补中气。治以散风为君，以补损为臣使。重于内伤者，先补中气，而后驱外邪。治以滋补为君，以散邪为臣使。其心火暴甚，痰涎壅塞，毫无风邪，而歪斜不遂等症悉具者，治宜清热化痰，养血顺气。一用风药，祸不旋踵。半身不遂，大率多痰。中左，属死血少血，宜四物汤加桃仁、红花、竹沥、姜汁；中右，属痰与气虚，用二陈合四君子汤加竹沥、姜汁；气血两虚而挟痰者，八物汤加南星、半夏、枳实、竹沥、姜汁。初中卒倒，不省人事，急掐人中、提头顶发；口禁不能进药，急以生半夏末，或皂角、细辛为末吹入鼻中。有嚏者生，无嚏者乃肺绝，死。痰涎壅塞，口眼歪斜，舌强不语，俱当用吐法。一吐不愈，再吐。轻用瓜蒂末一钱，重者，稀涎散加藜芦五分，入麝少许，以鹅毛探吐。唯年老虚弱者不可轻吐，气虚卒倒者不可吐。凡中症，虽有痰涎，尤能进汤水者，先进苏合丸通窍，随进顺气散，不可利小便，热退自利。诸中，或已苏，或未苏，忽然吐出红紫血者，死。

口开心绝，手撒脾绝，眼合肝绝，遗尿肾绝，吐沫直视，喉如鼾睡肺绝。内脱，筋痛，发直，摇头上窜，面赤如妆，汗缀如珠，此皆不治之症。然止见一症者，犹或可治。脉浮迟者，吉；急疾者，凶；寸脉有，尺脉无，当吐不吐者，死；尺脉有，寸脉无，当下不下者，死。

许学士云：暴怒伤阴，暴喜伤阳，忧愁不已，气多厥逆。往往得此疾，便觉涎潮昏塞，牙关紧急，脉伏身寒，此名中气。若中风则身温为异耳，不可作中风治，宜进苏合香丸，续用乌药顺气散或八味顺气散。

花溪老人云：中风者气体先虚，必有风邪直中，然后见有暴仆暴喑，口眼歪斜，手足不举，语言蹇涩，甚者人事不省等症。若无风邪必无此等症候。又云：无直中、类中之分，是见理不真之论也。按：中风者，气体先虚，然后风邪中之者，理也。所谓邪之所凑，其气必虚是也。但常见有人心火暴盛，痰涎壅塞，无毫发

前言

新安医学是有代表性的地域性中医学术流派之一。新安位于古徽州地域，自南宋至清末，新安医家秉承儒学之风，勤于实践探索，勤于著书立说，形成自身特色，为中医药学的传承发展作出了重要贡献。在800多年绵延不断的历史进程中，产生了有志记载的医家800余位，医籍800余种，现存者近400种。本次《新安医籍珍本善本选校丛刊》是从现存新安医籍中选取9种在文献版本、医学学术上均具有较高价值的珍善本医籍，通过研究整理校注后出版。

此次《新安医籍珍本善本选校丛刊》书目的选定，注重学术特色与价值，同时把握以下原则：

（1）以选择未经现代整理校注出版者为主，对个别已经他人整理校注出版而确需再校注者，可选入此次书目。

（2）目前存本较少但又不失为善本者，其中也包括海内孤本，整理校注出此书对现代利用罕少版本医籍有所帮助。

（3）在中医的某一方面的学术价值较高，或对入门学习中医有所帮助者，整理校注出版对现代学习与研究有所裨益。

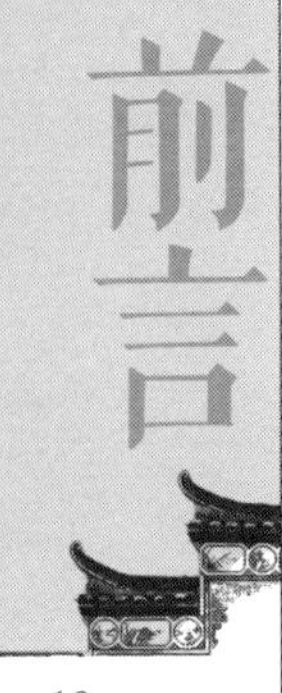

（4）整理校注出版此书对了解著者在某一方面的研究思路有所帮助，或使某位医家著作的现代整理校注本得以成全。

现将选定的9种医籍情况概述如下：

1.《脉症治方》（约成书于1568年，吴正伦编撰） 该书强调治病必须脉、症、治、方四者相承，将《伤寒论》的病证归纳为“有表实、有表虚、有里实、有里虚、有表里俱实、有表里俱虚、有表热里寒、有表寒里热、有表里俱热、有表里俱寒、有阴症、有阳症”12个类型，对后世研究《伤寒论》颇有启示。吴正伦认为温疫乃“杀厉之气，严寒之毒”，系四时不正之气，传染性强，应于春秋间服药预防。此外，该书还记载了重用土茯苓治疗梅毒的案例，是一部理论与实际紧密结合的医著。

本次校注以上海科学技术出版社1992年版《明清中医珍善孤本精选十种》影印“中华医学会上海分会图书馆珍藏清代康熙癸丑年（1673）刊本”为底本。

2.《程氏释方》（成书年代不详，程伊编撰） 该书共释方800余首。分为中风、伤寒、伤暑、湿证、燥结、火、疟疾、痢疾、泄泻等49门。每方“取方训义，集药为歌”。释文依据历代医籍，附以己见，阐奥释疑，有助于对方剂的理解运用；并将每方药物组成编为五言或七言歌诀，以便记诵。

本次校注以中华书局2016年版《海外中医珍善本古籍丛刊》影印日本国立公文书馆内阁文库藏明嘉靖刊本《程氏释方》为底本。

3.《证因方论集要》（成书于1839年，汪汝麟编撰） 该书博采众方，尤以喻嘉言、王晋三之方为多。列有51种病证，其中内科杂症较多。作者以为伤寒六经表里条例繁多，所以未有收载。全书“证各有因，因各有方，方各有论”，理法方药规范，条理有序，是一部切合实用的方书。

本次校注以中医古籍出版社1986年版《中医珍本丛书》影印“中医研究院图书馆藏清道光二十年庚子（1840）无止境斋刻本”为底本。

4.《方症会要》（初刊于1756年，吴玉榗、吴迈编撰）该书共收46种病症，以内科疾病为主，每病有论有方，其论多结合经旨及临证体验而发，是一部较为实用的方论医书。

本次校注以中医古籍出版社1985年版《中医珍本丛书》影印“中医研究院图书馆藏清乾隆二十一年（1756）吴氏家刊本”为底本。

5.《医学入门万病衡要》（成书年代不详，洪正立编撰）该书以内科时病、杂病证治为主，兼及妇科诸疾，共收集80多个病证，汇为一册。书中辑取刘河间、陶节庵、李东垣、朱丹溪和陈自明之热病、伤寒、杂病、妇科病等前贤有关的论述，以及朱肱、许叔微、杨仁斋、虞花溪及《局方》《世医得效方》等医著，并结合本人临证心得，对辨证用方加以阐发，是一部既有一定的理论高度，又有一定的临证实践认识的方书。

本次校注以中华书局2016年版《海外中医珍善本古籍丛刊》影印日本国立公文书馆内阁文库藏清顺治十二年（1655）序刻本为底本。

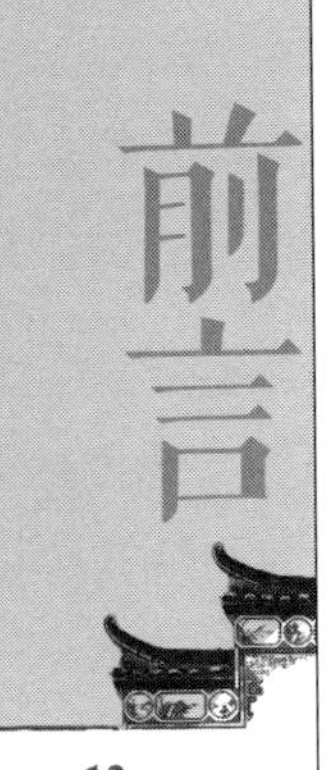

6.《本草备要》(初刊本)(刊于1683年，汪昂编撰) 该书为作者的初刊本，全书由博返约，创新编撰体例，按自然属性将所载428种药物分为草部、木部、果部、谷菜部、金石水土部、禽兽部、鱼虫部、人部8部。每种分正文和注文。书中记述了“暑必兼湿”、冰片“体热而用凉”等新说，是一部学术价值较高的普及性本草著作。相较于增订本，初刊本虽在药物数量及个别认识上有所差异，但对了解作者编撰该书的原创学术思维具有重要的意义。

此次校注是以中医古籍出版社2005年版《海外回归中医古籍善本集萃》影印清康熙二十二年(1683)延禧堂藏板、还读斋梓行刻本为底本。

7.《山居本草》(初刊于1696年，程履新编撰) 该书收药1300余种，每药列入正名、别名、鉴别、炮制、性味、功能主治、用法、宜忌、附方等项。卷后列辨药八法，是一部集本草和养生于一体的综合性本草著作，对养生保健与食疗有一定参考价值。

本次校注以中医古籍出版社1995年版《中医古籍孤本大全》影印清康熙三十五年(1696)丙子刻本为底本。

8.《医读》(初刊于1669年，汪机撰、程应旄补辑) 该书分为药性、脉候、病机、方括四部分。为方便记诵，药性、脉候、病机三部分以四言为句，方括部分则以七言为句，缀以韵语。书内计载本草151味，辨内、外、妇、儿、五官各科病症95种，列医方282首。所述皆为有本之论，且化繁为简，由博返约，是一本颇为实用的医学入门读物。

本次校注以中华书局2016年版《海外中医珍善本古籍丛刊》影印日本国立公文书馆内阁文库藏江户时期覆刊本《汪石山先生医读》为底本。

9.《家传课读》（初刊于1878年，戴葆元编撰） 该书将《金匮要略》《温病条辨》《临证指南医案》三书内容和方剂进行专篇论述，是以歌括方式再加工而成的一部便于初学者诵读记忆和应用的书。

本次校注以中国中医科学院图书馆藏光绪四年（1878）思补堂藏板刻本为底本。

本丛书是在2015年安徽省地方特色高水平大学建设项目研究的基础上组织整理的，2016年被人民卫生出版社列入出版计划，并得到全国古籍整理出版规划领导小组办公室2017年度“国家古籍整理出版专项经费资助项目”立项支持。

在选题与校注研究和出版过程中，得到余瀛鳌、王旭东、王振国、陈仁寿等专家的大力推荐与指导，在此表示衷心的感谢。

由于水平有限，校注工作中难免有欠妥之处，望同道与广大读者批评指正。

《新安医籍珍本善本选校丛刊》编委会

2018年1月

脏虽皆有风，而独肝经最多易入。盖肝主筋属木，受之则筋缓不荣，所以有歪斜不遂，瘫痪舌强等症。治法：初得，即开痰理气。经云：善治风者，以气理风，气顺则痰消，徐理其风。及其久也，即当养血活血。若不先顺气，遽用乌、附，又不活血，徒用防风、天麻、羌活辈，吾未见其能治也。中风有真中、类中，真中，有中腑、中脏、中经之不同。中腑者，多着四肢，故面加五色，有表症，脉浮而恶风寒，四肢拘急不仁，现六经形症。或中身之前，或中身之后，或中身之侧，皆中腑也。治法：加减小续命汤发其表，调以通圣辛凉之剂。中脏者，多滞九窍，故唇缓失音，鼻塞耳聋，目瞀，大小便秘结者，皆中脏也。通其滞，调以十全大补，四物之剂。脏腑兼见者，药必兼用，先表后通，或外无六经形症，内无便溺阻隔，但肢不能举，口不能言，此邪中于经也，又当从乎中治。大秦艽汤补血养经，或二陈汤加清热养血药。中腑易治，宜汗不宜多，恐损卫气；中脏难治，宜下不可过下，恐损荣气。中经有汗，下之戒，只宜养血通气。类中亦有不同，河间主火，东垣主气，丹溪主热与痰。僵仆卒倒，此气虚也，治宜六君子汤加姜汁、竹沥。痰涎壅盛，偏枯，口禁，筋急拘挛，筋反纵，脉数，此火也，治法：在表，防风通圣散；在上，凉膈散。口眼歪斜，半身不遂，涎多不语，此痰症也，治宜二陈导痰等汤。大抵真中者少，类中者多。外感内伤当辨轻重，重于外者，先驱风邪，而后补中气。治以散风为君，以补损为臣使。重于内伤者，先补中气，而后驱外邪。治以滋补为君，以散邪为臣使。其心火暴甚，痰涎壅塞，毫无风邪，而歪斜不遂等症悉具者，治宜清热化痰，养血顺气。一用风药，祸不旋踵。半身不遂，大率多痰。中左，属死血少血，宜四物汤加桃仁、红花、竹沥、姜汁；中右，属痰与气虚，用二陈合四君子汤加竹沥、姜汁，气血两虚而挟痰者，八物汤加南星、半夏、枳实、竹沥、姜汁。初中卒倒，不省人事，急掐人中、提头顶发，口禁不能进药，急以生半夏末，或皂角、细辛为末吹入鼻中。有嚏者生，无嚏者乃肺绝，死。痰涎壅塞，口眼歪斜，舌强不语，俱当用吐法。一吐不愈，再吐。轻用瓜蒂末一钱，重者，稀涎散加藜芦五分，入麝少许，以鹅毛探吐。唯年老虚弱者不可轻吐，气虚卒倒者不可吐。凡中症，虽有痰涎，尤能进汤水者，先进苏合丸通窍，随进顺气散，不可利小便，热退自利。诸中，或已苏，或未苏，忽然吐出红紫血者，死。

口开心绝，手撒脾绝，眼合肝绝，遗尿肾绝，吐沫直视，喉如鼾睡肺绝。内脱，筋痛，发直，摇头上窜，面赤如妆，汗缀如珠，此皆不治之症。然止见一症者，犹或可治。脉浮迟者，吉，急疾者，凶；寸脉有，尺脉无，当吐不吐者，死；尺脉有，寸脉无，当下不下者，死。

许学士云：暴怒伤阴，暴喜伤阳，忧愁不已，气多厥逆。往往得此疾，便觉涎潮昏塞，牙关紧急，脉伏身寒，此名中气。若中风则身温为异耳，不可作中风治，宜进苏合香丸，续用乌药顺气散或八味顺气散。

花溪老人云：中风者气体先虚，必有风邪直中，然后见有暴仆暴喑，口眼歪斜，手足不举，话语蹇涩，甚者人事不省等症。若无风邪必无此等症候。又云：无直中，类中之分，是见理不真之论也。按：中风者，气体先虚，然后风邪中之者，理也。所谓邪之所凑，其气必虚是也。但常见有人心火暴盛，痰涎壅塞，无毫发

内容摘要

《脉症治方》为明代医家吴正伦所作，正文4卷，附医案1卷。约成书于1568年。

吴正伦强调治病必须脉、症、治、方四者相承，“治病必以脉为先”“脉明而后审症”“症明而后论治”“治法明而后议方”。《脉症治方》一书分为11门，分别为风门、寒门、暑门、湿门、燥门、火门、气门、血门、痰门、郁门及补门，其后附载名方92条，医案42例。全书对多种病证进行了系统研究，包括中风、伤寒、中寒、瘟疫、伤暑、伤湿等外感病，及消渴、噎膈、气证、血证、痰证、郁证、虚证等多种内伤杂病，察脉审症，因症辨治，因治定方，具有一定的理论与临床价值。

不遂，瘫痪舌强等症。治法：初得，即开痰理气。经云：善治风者，以气理风，气顺则痰消，徐理其风。及其久也，即当养血活血。若不先顺气，遽用乌、附，又不活血，徒用防风、天麻、羌活辈，吾未见其能治也。中风有真中、类中，真中，有中腑、中脏、中经之不同。中腑者，多着四肢，故面加五色，有表症，脉浮而恶风寒，四肢拘急不仁，现六经形症。或中身之前，或中身之后，或中身之侧，皆中腑也。治法：加减小续命汤发其表，调以通圣辛凉之剂。中脏者，多滞九窍，故唇缓失音，鼻塞耳聋，目瞀，大小便秘结者，皆中脏也。通其滞，调以十全大补，四物之剂。腑脏兼见者，药必兼用，先表后通，或外无六经形症，内无便溺阻隔，但肢不能举，口不能言，此邪中于经也，又当从乎中治。大秦艽汤补血养经，或二陈汤加清热养血药。中腑易治，宜汗不宜多，恐损卫气；中脏难治，宜下不可过下，恐损荣气。中经有汗，下之戒，只宜养血通气。类中亦有不同，河间主火，东垣主气，丹溪主热与痰。僵仆卒倒，此气虚也，治宜六君子汤加姜汁、竹沥。痰涎壅盛，偏枯，口禁，筋急拘挛，筋反纵，脉数，此火也，治法：在表，防风通圣散；在上，凉膈散。口眼歪斜，半身不遂，涎多不语，此痰症也，治宜二陈导痰等汤。大抵真中者少，类中者多。外感内伤当辨轻重，重于外者，先驱风邪，而后补中气。治以散风为君，以补损为臣使。重于内伤者，先补中气，而后驱外邪。治以滋补为君，以散邪为臣使。其心火暴甚，痰涎壅塞，觉无风邪，而歪斜不遂等症悉具者，治宜清热化痰，养血顺气。一用风药，祸不旋踵。半身不遂，大率多痰。中左，属死血少血，宜四物汤加桃仁、红花、竹沥、姜汁；中右，属痰与气虚，用二陈合四君子汤加竹沥、姜汁；气血两虚而挟痰者，八物汤加南星、半夏、枳实、竹沥、姜汁。初中卒倒，不省人事，急掐人中、提头顶发；口禁不能进药，急以生半夏末，或皂角、细辛为末吹入鼻中。有嚏者生，无嚏者乃肺绝，死。痰涎壅塞，口眼歪斜，舌强不语，俱当用吐法。一吐不愈，再吐。轻用瓜蒂末一钱，重者，稀涎散加藜芦五分，入麝少许，以鹅毛探吐。唯年老虚弱者不可轻吐，气虚卒倒者不可吐。凡中症，虽有痰涎，尤能进汤水者，先进苏合丸通窍，随进顺气散，不可利小便，热退自利。诸中，或已苏，或未苏，忽然吐出红紫血者，死。

口开心绝，手撒脾绝，眼合肝绝，遗尿肾绝，吐沫直视，喉如鼾睡肺绝。肉脱，筋痛，发直，摇头上窜，面赤如妆，汗缀如珠，此皆不治之症。然止见一症者，犹或可治。脉浮迟者，吉；急疾者，凶；寸脉有，尺脉无，当吐不吐者，死；尺脉有，寸脉无，当下不下者，死。

许学士云：暴怒伤阴，暴喜伤阳，忧愁不已，气多厥逆。往往得此疾，便觉涎潮昏塞，牙关紧急，脉伏身寒，此名中气。若中风则身温为异耳，不可作中风治，宜进苏合香丸，续用乌药顺气散或八味顺气散。

花溪老人云：中风者气体先虚，必有风邪直中，然后见有暴仆暴喑，口眼歪斜，手足不举，话语蹇涩，甚者人事不省等症。若无风邪必无此等症候。又云：无直中，类中之分，是见理不真之论也。按：中风者，气体先虚，然后风邪中之者，理也。所谓邪之所凑，其气必虚是也。但常见有人心火暴盛，痰涎壅塞，无毫发风邪夹杂而前症悉见，遂用清热化痰，养血顺气而愈者，即东垣所谓本气自病

校注说明

一、作者生平简介

吴正伦（1529—1568），字子叙，号春岩，安徽歙县澄塘人，著有《养生类要》2卷、《脉症治方》4卷及《虚车录》《活人心鉴》等书。吴正伦幼年丧父，资颖嗜学，家贫不能从师，童年畜鸡积卵以购书读，甚至典衣以补不足。吴正伦认为“不必登第仕宦，而可以济生利物，莫如医”，于是弃儒业不事，专精医。其游于三吴，师从平湖陆声野先生，出师后名震吴越之间。后至燕地行医，由于医术高明，成功救治了多位公卿之病，誉噪京师，声闻于大内，特别是治愈襁褓中的皇子朱翊钧（后登基为明神宗）和穆宗贵妃的病，得到明穆宗的赏识。不料因此遭到宫中太医的妒忌，他们担心吴正伦“技出己上，且惧移主眷而夺其位”，竟“置毒卮中以饮”，毒杀了吴正伦，斯时吴正伦年仅39岁（古时以周岁计为“四十岁”）。

二、校注方案

该书目前存清康熙十二年（1673）癸丑澄溪倚云堂初刊

木刻本及清抄本（存第一、四卷残卷），1990年上海科学技术出版社据中华医学会上海分会图书馆馆藏刻本影印出版。

（一）版本选择

底本：中国中医科学院图书馆馆藏清康熙十二年（1673）澄溪倚云堂《脉症治方》刻本。

工作本：1990年上海科学技术出版社据中华医学会上海分会图书馆藏清康熙十二年（1673）澄溪倚云堂刻本影印本（简称影印本）。

校本：中国中医科学院图书馆藏清抄本（简称清抄本）。

他校本：因底本引用《素问》《灵枢》《伤寒论》《素问玄机原病式》《儒门事亲》《内外伤辨惑论》《丹溪心法》《医学正传》《古今医统大全》《古今医鉴》等古籍文献，且多有删节及改动，故以上述著作的现代通行版本作为他校本。各本的版本选择如下：

《黄帝内经素问》，2005年人民卫生出版社田代华点校本。

《灵枢经》，2005年人民卫生出版社田代华、刘更生点校本。

《难经》，1988春秋出版社王洪图点校本。

《伤寒论》，2005年人民卫生出版社钱超尘、郝万山点校本。

《素问玄机原病式》，2005年人民卫生出版社孙洽熙、孙峰点校本。

《素问病机气宜保命集》，2005年人民卫生出版社孙洽熙、孙峰点校本。

《儒门事亲》，2005年人民卫生出版社邓铁涛、赖畴点校本。

《内外伤辨惑论》，2007年人民卫生出版社李一鸣点校本。

《脾胃论》，2005年人民卫生出版社文魁、丁国华点校本。

《丹溪心法》，2005年人民卫生出版社王英、竹剑平、江凌圳点校本。

《金匮钩玄》，2006年人民卫生出版社竹剑平、王英、江凌圳等点校本。

《伤寒六书》，1990年人民卫生出版社刊本。

《医学正传》，1981年人民卫生出版社刊本。

《明医杂著》，2007年人民卫生出版社王振国、董少萍点校本。

《古今医统大全》，1991年人民卫生出版社刊本。

《古今医鉴》，2007年中国中医药出版社达美君点校本。

（二）校注原则

1. 遵循《中医药古籍整理工作细则（修订稿）》，对原书内容不删节、不增补。

2. 全书繁体字转化为规范简化字，文字排列为横排，加现代标点。

3. 校勘原则　合理运用四校法。

4. 底本中的异体字、通假字、古字、俗字，保留原字，首次出现处出注。

5. 底本中字形属一般笔画之误，如属日、曰混淆，己、巳不分者，径改，不出校。

6. 对生僻词语及常见词语的生僻含义，用汉语拼音加直音方式注音，简要注释。

7. 底本、校本皆有脱文，或模糊不清难以辨认者，则以虚阙号“□”按所脱字数一一补入。

8. 底本的讹字加以改正，出校语。底本无误，校本有误，一律不改，亦不出注。

9. 底本中刻板原有的若干眉批，加注置于相应位置。

10. 上海科学技术出版社影印本中有若干墨书字，对原印稿进行了校正，在此次校注中作为参考，并出校语。

11. 吴正伦引用他书文献，多有删节及改动，故底本与他校本文字不同时，凡不失原意，皆不改动，以保存原书风貌；出入较大时，出校语；错讹者，改正之，并出校语。

校注者：李董男

2017年12月

序

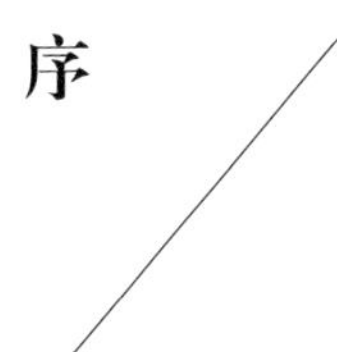

余尝读《方技传》，至扁鹊善治病，秦太医令李醯使人刺杀之，未尝不废书而叹也。曰：庸医之嫉能盍至此乎？夫庸医者，尝以药杀人，固囿于才，而闇[①]于识矣。其心或本不欲误人，则犹有可原，使得秘术而传焉，不转庸为良乎？今不自耻其能之庸，徒解妒贤嫉能，是泥方误人，与阴贼害人者罪同实也，终其身为人之贼而已。又怪扁鹊者，明能洞见垣一方，而不能烛李醯之嫉忌，术足以起死人，智不能全身以远害，岂非正道之难容？从古圣贤夫皆然，固不独医师技术之流乎？语曰：士无贤不肖，入门见嫉[②]。名医国手，间世而仅一见；嫉能之子，往往不绝于世。越二千余年而有吴春岩先生遇毒一事。先生讳正伦，字子叙，别号春岩，今医家

---

① 闇（àn按）：同“暗”，愚昧不明。

② 士无贤不肖，入门见嫉：典出《史记·扁鹊仓公列传》，原作“士无贤不肖，入朝见嫉”。

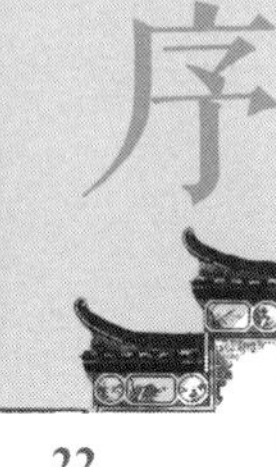

所传《养生类要》诸方，即其书与其人也。先生幼而失怙[①]，家贫不能从师，童年畜鸡积卵以购书读。谓儒业必登第仕宦，而后能济生利物，不必登第仕宦，而可以济生利物，莫如医。于是弃儒业不事，专精医。壮岁游京师，值穆宗有贵妃善病，日就困太医院，屡药不效，诏求良医疗治之。春岩公以布衣应诏，为诊脉呈方，一药而愈。太医某者既愧其方不售，而又自耻居高位，布衣疏贱，一旦技出己上，且惧移主眷而夺其位，于是忌心炽，杀机兆矣。置毒卮中以饮公，相对尽欢。公归就枕，午夜忽大笑数声。时公有次子从公，闻其声，疑公喜其方速效，鸣得意也。平明启衾，僵卧物故，死时年仅四十。然则先生术太高，效太速，来太医之忌，虽有全身之智，猝不及防。此与秦医事适相类。古今人同事亦同，正道之难容，宁独一醯之嫉忌乎？韩非子曰：秦医虽善除，不能自弹也[②]。乃于公益信。然彼小人者，计能贼善良，至其所为书与其所为名，卒不能少毁而掩蔽之也。扁鹊虽见刺，而古今以良医闻。春岩公虽遇毒，公之书至今而流传，岐黄家多奉为绳尺，子孙葢世传之。公曾孙有冲孺翁者，曰：吾先曾祖善著书，书存数种，有《活人心鉴》，有《养生类要》，有《脉症治方》《虚车录》等书，惟《类要》一书久行于世，余尚秘青囊在我，后人责其可辞？于是研精较订，梓其书传

---

① 失怙（hù护）：指失去父亲。《诗经·小雅·蓼莪》：“无父何怙？”

② 秦医虽善除，不能自弹也：典出《韩非子·说林下》。

之，《脉症治方》此其一也。冲孺翁亦世其家学，州闾[①]疾病者多在门，梓未就而翁即世[②]。翁之子侄善承翁志，并成春岩公之志，欲使是书终表见于世，而谒予问序，余颔之而未报也。明年秋，适余较士秦中，骢车行部道扁鹊之墓，感鹊技高而遇刺，又感春岩公事与鹊适相类，又喜公后人能世其家学。是书行，不仅以发明先业，循其方以济生利物，其有功于生人者甚大，遂泚笔[③]而为之序。余闻公殁时，仲子居敬公讳行简在旁，年才舞象[④]，力能持其丧归。兄弟皆读书，而恒苦饘糜[⑤]不继，居敬公读父书，继父业，而以资兄弟勤读。兄居易讳行素，弟居可讳行兆，皆举明经，官学博[⑥]，最有名黉序[⑦]，至今比五世，而读书知医者蝉联不绝。春岩公荩泽流姚[⑧]远哉！

时康熙癸丑阳月秦中督学使者洪琮拜题

① 州闾：古代地方基层行政单位州和闾的连称，后泛指乡里。
② 即世：去世。《左传·成公十三年》：“无禄，献公即世。”
③ 泚（cǐ此）笔：以笔蘸墨。
④ 年才舞象：指男子15岁。
⑤ 饘（zhān沾）糜：粥。《说文》：“饘，糜也。从食，亶声。”
⑥ 学博：唐制，府郡置经学博士，掌以五经教授学生。后泛称学官为学博。
⑦ 黉（hóng洪）序：古代的学校。
⑧ 姚：同“遥”。

脏虽皆有风，而独肝经最多易入。盖肝主筋属木，受之则筋缓不荣，所以有歪斜不遂，瘫痪舌强等症。治法：初得，即开痰理气。经云：善治风者，以气理风，气顺则痰消，徐理其风。及其久也，即当养血活血。若不先顺气，遽用乌、附，又不活血，徒用防风、天麻、羌活辈，吾未见其能治也。中风有真中、类中，真中，有中腑、中脏、中经之不同。中腑者，多着四肢，故面加五色，有表症，脉浮而恶风寒，四肢拘急不仁，现六经形症。或中身之前，或中身之后，或中身之侧，皆中腑也。治法：加减小续命汤发其表，调以通圣辛凉之剂。中脏者，多滞九窍，故唇缓失音，鼻塞耳聋，目瞀，大小便秘结者，皆中脏也。通其滞，调以十全大补，四物之剂。腑脏兼见者，药必兼用，先表后通，或外无六经形症，内无便溺阻隔，但肢不能举，口不能言，此邪中于经也，又当从乎中治。大秦艽汤补血养经，或二陈汤加清热养血药。中腑易治，宜汗不宜多，恐损卫气；中脏难治，宜下不可过下，恐损荣气。中经有汗，下之戒，只宜养血通气。类中亦有不同，河间主火，东垣主气，丹溪主热与痰。僵仆卒倒，此气虚也，治宜六君子汤加姜汁、竹沥。痰涎壅盛，偏枯，口禁，筋急拘挛，筋反纵，脉数，此火也，治法：在表，防风通圣散；在上，凉膈散。口眼歪针，半身不遂，涎多不语，此痰症也，治宜二陈导痰等汤。大抵真中者少，类中者多。外感内伤当辨轻重，重于外者，先驱风邪，而后补中气。治以散风为君，以补损为臣使。重于内伤者，先补中气，而后驱外邪。治以滋补为君，以散邪为臣使。其心火暴甚，痰涎壅塞，毫无风邪，而歪斜不遂等症悉具者，治宜清热化痰，养血顺气。一用风药，祸不旋踵。半身不遂，大率多痰。中左，属死血少血，宜四物汤加桃仁、红花、竹沥、姜汁，中右，属痰与气虚，用二陈合四君子汤加竹沥、姜汁，气血两虚而挟痰者，八物汤加南星、半夏、枳实、竹沥、姜汁。初中卒倒，不省人事，急掐人中、提头顶发；口禁不能进药，急以生半夏末，或皂角、细辛为末吹入鼻中。有嚏者生，无嚏者乃肺绝，死。痰涎壅塞，口眼歪斜，舌强不语，俱当用吐法。一吐不愈，再吐。轻用瓜蒂末一钱，重者，稀涎散加藜芦五分，入麝少许，以鹅毛探吐。唯年老虚弱者不可轻吐，气虚卒倒者不可吐。凡中症，虽有痰涎，尤能进汤水者，先进苏合丸通窍，随进顺气散，不可利小便，热退自利。诸中，或已苏，或未苏，忽然吐出红紫血者，死。

口开心绝，手撒脾绝，眼合肝绝，遗尿肾绝，吐沫直视，喉如鼾睡肺绝。肉脱，筋痛，发直，摇头上窜，面赤如妆，汗缀如珠，此皆不治之症。然止见一症者，犹或可治。脉浮迟者，吉，急疾者，凶；寸脉有，尺脉无，当吐不吐者，死；尺脉有，寸脉无，当下不下者，死。

许学士云：暴怒伤阴，暴喜伤阳，忧愁不已，气多厥逆。往往得此疾，便觉涎潮昏塞，牙关紧急，脉伏身寒，此名中气。若中风则身温为异耳，不可作中风治，宜进苏合香丸，续用乌药顺气散或八味顺气散。

花溪老人云：中风者气体先虚，必有风邪直中，然后见有暴仆暴喑，口眼歪斜，手足不举，话语蹇涩，甚者人事不省等症。若无风邪必无此等症候。又云：无直中、类中之分，是见理不真之论也。按：中风者，气体先虚，然后风邪中之者，理也。所谓邪之所凑，其气必虚是也。但常见有人心火暴盛，痰涎壅塞，无毫发

刻《脉症治方》序

署卫生家言者，或曰方脉，或曰症治，犹四时错举春秋，其实各有义也。脉主内，症主外。有一脉而诸症同者，此症得此脉则生，彼症得此脉不必生。有一症而诸脉异者，某症得某脉则善，某症得某脉未必善。有脉症浅深不相应，凶吉或相反。则主脉不主症者什七，主症不主脉者什三。此脉症之不可混也。治通一症而言，方指专剂而言。有合数方治一症，名相反实相成者。有分一方治数十百症，特殊先后别轻重者。有与闻施治之规模，而主方未善，厥效不克臻[①]。有恪守百验之古方，而施治失宜，不惟无益甚且有害者。此方治之不可混也。故余往往语病家尤详于症，告学道人尤详于治，幸不河汉余言矣。澄水吴子冲孺暨从弟任弘，深得医家三昧，迹[②]其言论多与余同，而复时发余之所未逮。癸巳夏，冲孺尊

① 克臻：能够达到。

② 迹：推究。

人涵虚公患癃闭，余以是过从，欲见留信宿[①]不可得，因索其曾大父春岩公一编，袖归读之，是所谓详于脉不略于症，详于方不略于治者也。然其为幅仅二百余，未满十万言，于以禘[②]轩岐，绎长沙、河间，主婺[③]朱氏，而馂[④]及诸家，庶几备矣。余以是勉冲孺氏梓行之，以嘉惠来学。故虽不能序其所以然，而亦不敢默也，则亦言其论脉兼论症、论方先论治者，以告于世而已。挑灯竟读，越宿而序既成，终不待信而已，振手告别也。

癸巳六月后学程道衍敬通氏灯下拜题

---

① 信宿：连住两夜。《诗·豳风·九罭》："公归不复，于女信宿。"

② 禘（tì替）：推崇。

③ 婺（wù务）：婺州，朱丹溪里籍。

④ 馂（jùn俊）：原意指吃剩下的食物，此喻兼及其他。

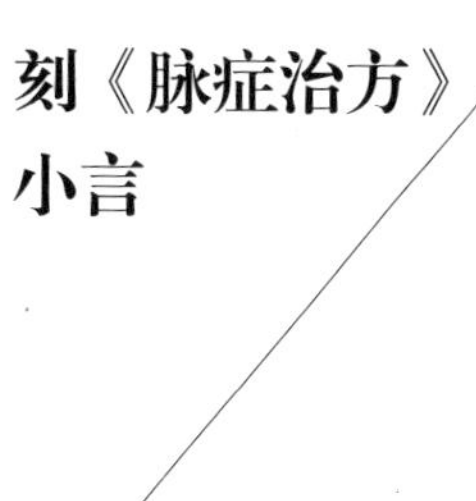

刻《脉症治方》小言

医固非小技也，上之察运气之变迁，下之原方土之殊异，远之窥两圣之奥窔[1]，近之通群哲之源流，庶几乎切脉有必中之方，而临症无不平之治，虽技乎进于道也。已往者，先大人为余小子言，曾大父春岩公幼失怙，资颖嗜学，年舞象，已博极群书，每典衣以补不逮，尤笃好医，医日进。小试之乡曲间，罔弗验者。已而游三吴，服膺平湖陆声野先生，从之游。既告归，犹不远千里而晰疑，因著有《虚车录》一书。方是时，公之全活人甚众，名藉藉[2]吴越间矣。已而东游齐，悲其人之不善摄生也，著《养生类要》诏[3]之。北入燕，不戒而孚[4]，日起名公卿之剧疾，而甚则救大司马王公于已死，慨然谓运气变迁，方域殊异，非身阅寒暑足遍南北者未能知，

① 奥窔（yào 要）：奥妙精微之处。
② 名藉藉：名声盛大。
③ 诏：告诫。
④ 不戒而孚：不需告知即获信任。典出《周易》泰卦六四爻“不戒以孚”。

此《医验录》所由作也。由是誉噪京师，声闻于大内。方是时，明神宗皇帝尚在襁，会不豫，一匕而痊。越月，某贵主弥留，亦应手愈。沐明穆宗皇帝奖谕甚盛，赏赉[①]甚丰。一夕，诸太医官公治具酒公，公坦衷人，弗疑也。酒而归，达曙遂不起。时大父居敬公以侍养，兼肄业侍侧，视之已不可治矣。甚矣，人心之险与，嗟乎！宠盛则必争，名高则必忌，朝市尽尔，方技犹然。甚矣，夫人心之险也！时先大人教小子，至此未尝不涕下洟[②]，发上指也。先是《类要》一书梓于齐，不啻洛阳纸贵矣。若《医验录》成于燕，及《活人心鉴》《脉症治方》成于手，便辑古格论，录师说之余，而酌以已见，尚未布诸天下也。余小子窃窥斯道，著述家多矣，或引前证后，而雅郑[③]之杂陈，或葺案蒐[④]奇，而枣芰[⑤]之偏隘。偏隘则阙遗而嗟其少，杂陈则芜蔓而叹其多。若《脉症治方》一书，察其脉，随审其症，教之治，又主以方，井井有条，意多辞简，彻表彻里，至大至精。下学可与遵途，而上达无能立异。倘所称汇群哲之源流，而探圣人之奥窔者，其在斯乎？先大父善读父书，凡诸父兄弟畴敢不敬其业，代有能者，

---

① 赏赉（lài 赖）：赏赐。

② 洟（yí 夷）：鼻涕。

③ 雅郑：雅乐和郑声，引申为正与邪、高雅与低劣。语本汉·扬雄《法言·吾子》："或问：交五声十二律也，或雅或郑，何也？曰：中正则雅，多哇则郑。"

④ 蒐（sōu 搜）：通"搜"，寻找。

⑤ 芰（jì 寄）：菱，喻指不值得的东西。《韩非子·难四》："屈到嗜芰，文王嗜菖蒲，非正味也，而二贤尚之，所味不必美。"

惟小子瞠焉后之，胜冠时偶膺疾，因辍举子业，覆读曾大父诸书，忻然有得，而疾亦瘳。既而思小道不能致远，遂持筹游吴越淮海间，所如多合，会亲友有沉痼不起者，按脉审症而定方以治之，无有不效。此非余小子之效，曾大父之书之效也。耄而归卧南窗，念欲合梓曾大父诸书，俾其功在一时者在后世，而小子亦得以验之己者公之人，庶几不大拂乎天地之心与古今圣贤之志尔。岁歉不继，谨以《脉症治方》先之用。俟昆弟子侄力田有秋[1]，务成斯志云。

己酉菊月曾孙象先百拜谨书

① 力田有秋：努力耕田有收获。《尚书·盘庚上》："若农服田力穑，乃亦有秋。"

脏虽皆有风，而独肝经最多易入。盖肝主筋属木，受之则筋缓不荣，所以有歪斜不遂，瘫痪舌强等症。治法：初得，即开痰理气。经云：善治风者，以气理风，气顺则痰消，徐理其风。及其久也，即当养血活血。若不先顺气，遽用乌、附，又不活血，徒用防风、天麻、羌活辈，吾未见其能治也。中风有真中、类中，真中，有中腑、中脏、中经之不同。中腑者，多着四肢，故面加五色，有表症，脉浮而恶风寒，四肢拘急不仁，现六经形症。或中身之前，或中身之后，或中身之侧，皆中腑也。治法：加减小续命汤发其表，调以通圣辛凉之剂。中脏者，多滞九窍，故唇缓失音，鼻塞耳聋，目瞀，大小便秘结者，皆中脏也。通其滞，调以十全大补，四物之剂。腑脏兼见者，药必兼用，先表后通，或外无六经形症，内无便溺阻隔，但肢不能举，口不能言，此邪中于经也，又当从乎中治。大秦艽汤补血养经，或二陈汤加清热养血药。中腑易治，宜汗不宜多，恐损卫气；中脏难治，宜下不可过下，恐损荣气。中经有汗，下之戒，只宜养血通气。类中亦有不同，河间主火，东垣主气，丹溪主热与痰。僵仆卒倒，此气虚也，治宜六君子汤加姜汁、竹沥。痰涎壅盛，偏枯，口禁，筋急拘挛，筋反纵，脉数，此火也，治法：在表，防风通圣散；在上，凉膈散。口眼歪斜，半身不遂，涎多不语，此痰症也，治宜二陈导痰等汤。大抵真中者少，类中者多。外感内伤当辨轻重，重于外者，先驱风邪，而后补中气。治以散风为君，以补损为臣使。重于内伤者，先补中气，而后驱外邪。治以滋补为君，以散邪为臣使。其心火暴甚，痰涎壅塞，毫无风邪，而歪斜不遂等症悉具者，治宜清热化痰，养血顺气。一用风药，祸不旋踵。半身不遂，大率多痰。中左，属死血少血，宜四物汤加桃仁、红花、竹沥、姜汁；中右，属痰与气虚，用二陈合四君子汤加竹沥、姜汁。气血两虚而挟痰者，八物汤加南星、半夏、枳实、竹沥、姜汁。初中卒倒，不省人事，急掐人中、提头顶发，口禁不能进药，急以生半夏末，或皂角、细辛为末吹入鼻中。有嚏者生，无嚏者乃肺绝，死。痰涎壅塞，口眼歪斜，舌强不语，俱当用吐法。一吐不愈，再吐。轻用瓜蒂末一钱，重者，稀涎散加藜芦五分，入麝少许，以鹅毛探吐。唯年老虚弱者不可轻吐，气虚卒倒者不可吐。凡中症，虽有痰涎，尤能进汤水者，先进苏合丸通窍，随进顺气散，不可利小便，热退自利。诸中，或已苏，或未苏，忽然吐出红紫血者，死。

口开心绝，手撒脾绝，眼合肝绝，遗尿肾绝，吐沫直视，喉如鼾睡肺绝。肉脱，筋痛，发直，摇头上窜，面赤如妆，汗缀如珠，此皆不治之症。然止见一症者，犹或可治。脉浮迟者，吉；急疾者，凶；寸脉有，尺脉无，当吐不吐者，死；尺脉有，寸脉无，当下不下者，死。

许学士云：暴怒伤阴，暴喜伤阳，忧愁不已，气多厥逆。往往得此疾，便宽涎潮昏塞，牙关紧急，脉伏身寒，此名中气。若中风则身温为异耳，不可作中风治，宜进苏合香丸，续用乌药顺气散或八味顺气散。

花溪老人云：中风者气体先虚，必有风邪直中，然后见有暴仆暴喑，口眼歪斜，手足不举，话语蹇涩，甚者人事不省等症。若无风邪必无此等症候。又云：无直中、类中之分，是见理不真之论也。按：中风者，气体先虚，然后风邪中之者，理也。所谓邪之所凑，其气必虚是也。但常见有人心火暴盛，痰涎壅塞，无毫发

凡例

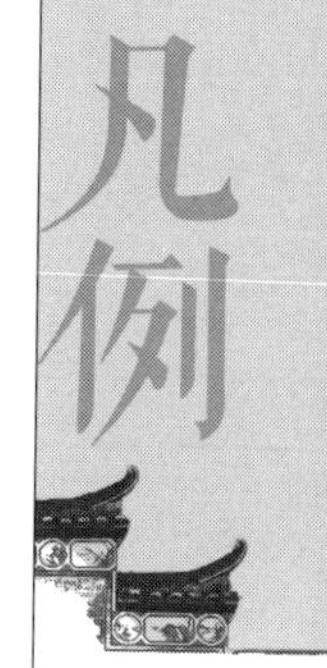

此书专以六气四因为主，盖风、寒、暑、湿、燥、火自外而致，气、血、痰、郁自内而生，虽曰变幻多端，大要皆不越此。

治病，必以脉为先。脉不明，则无由识症，而阴阳寒热，亦无从辨。故引用脉议，专以崔真人《脉诀》为主，而以王叔和《脉经》参之。其有未备者，则僭附己意。

脉明，而后审症。症不审，则无以施治。故论症专以《内经》为主，次以刘、张、李、朱四家议论为羽翼。或未备，则参以诸家之说，而直称某书云，或某云，使阅者知有根据。

症明，而后论治。治法不明，则用药无所据。故治法亦以《内经》、四子为主，然后参以诸家之说。有合经意者，则录之。未备者，则僭附己意以补之。其余概不敢泛录，恐雅郑之混也。

治法明，而后议方。方不当，则不能愈疾。故立方专取古之名方一二道为主，顺四时变症，随症加减，则庶乎无胶柱之消矣。

按脉审症，因症酌治，因治定方，四者相承，诚于此四者无讹，而医无余理矣。书中分门别类，既已条理井然，而每门类中，又复挨次编辑。首论脉，次论症，次论治，次论方，使见者了如指掌，故即以是名书。庶阅者，可因名思义也。

症治内，或宜用别方，悉采附于卷末，以便捡阅。

妇人、小儿诸症，虽有胎产、血气、惊疳、变蒸、痘疹之异，亦不外乎六气四因。然病同丈夫者，治亦同法。余症亦各附于篇内，兹不详及。

药方，悉照今之分两，以一贴为式，所以便用也。

纂述此书，甚有便于初学。所谓下学之事也，而上达之功，亦不外此。然人命匪轻，何敢自信为议论之已精，采摭之尽当，设有疵漏，惟高明之士，幸垂正焉。

春岩吴正伦识

目录

卷之一

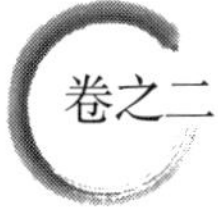

卷之二

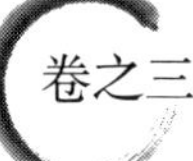

卷之三

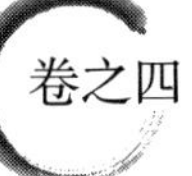

卷之四

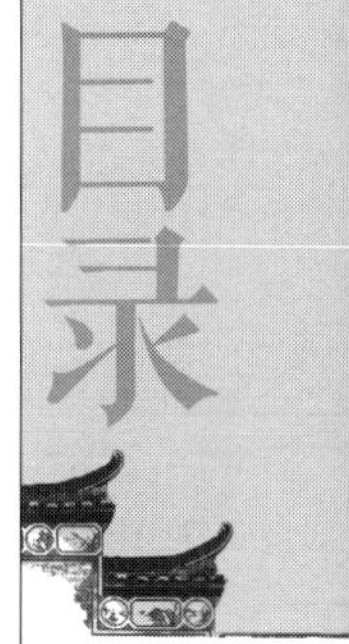
目录

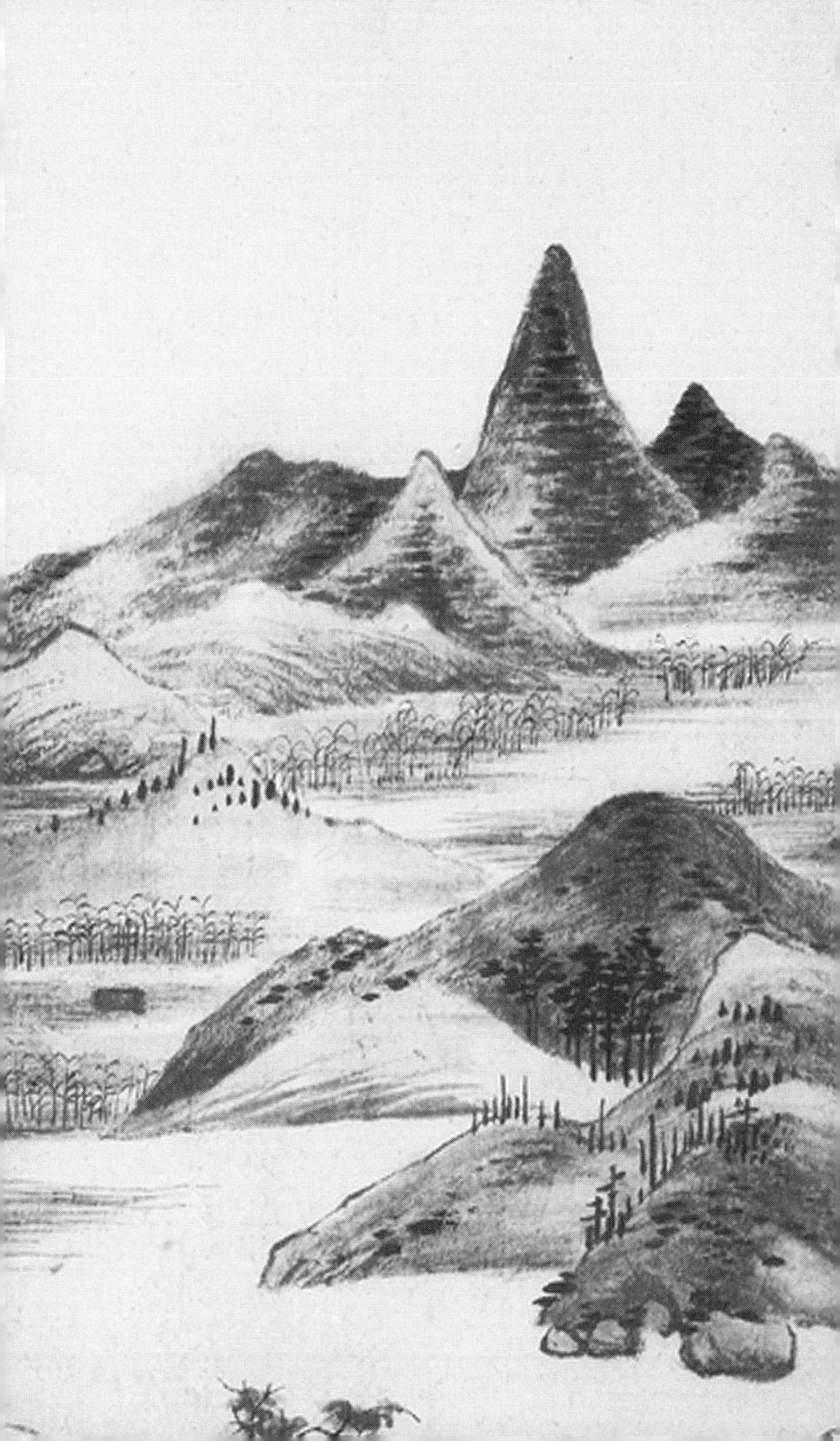

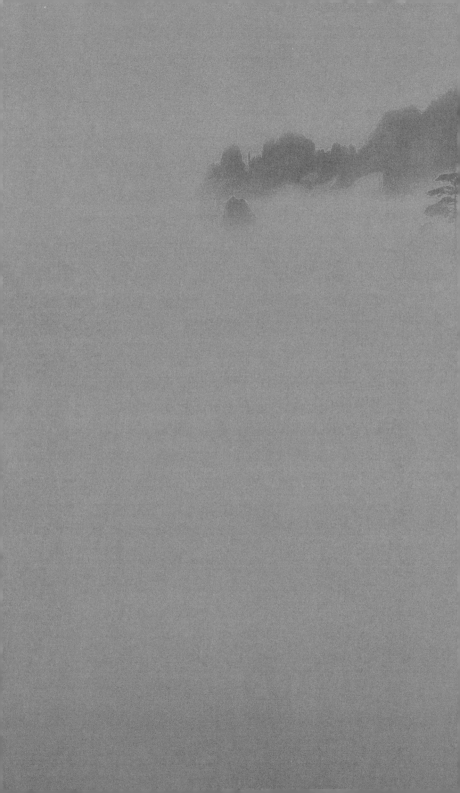

卷之一

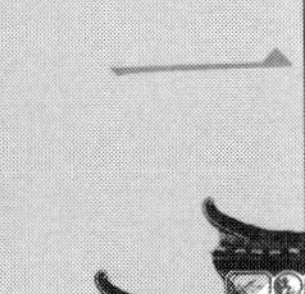

风门（中风瘫痪疠风惊风附　伤风）

中风（附瘫痪疠风惊风）

脉

《脉诀》云：浮为中风。又云：阳浮而滑，阴濡而弱者，为中风。寸浮而滑者为痰，微而弱者为虚，缓而濇[①]者为血虚，微而迟或沉者为气虚。浮大为风，浮数为热，浮迟为寒，浮缓而濇为皮肤不仁，浮滑散大为瘫痪，浮弦急数为惊风发搐。大抵六经之脉，亦与伤寒同，但少差耳。

症

《内经》曰：风之伤人也，或为热中，或为寒中，或为偏枯（半身不遂是也），或为疠风，或为惊搐，皆风之所为也。抑考风有中腑、中脏、中血脉之异。中腑者，面如五色，恶风恶寒，拘急不仁，或中身之后，或中身之前，皆易治。中脏者，唇吻不收，舌卷不转而失音，鼻不闻香臭，眼昏耳聋，大小便闭，皆难治。中血脉者，口眼歪斜，语言蹇涩，口吐涎沫。又有寒中、热中、瘫痪、疠风、惊风之类，此皆属湿热，或

① 濇：同“涩”。下同。

痰火兼血虚也。亦有气中，因七情所伤，与中风相似，若作风治，杀人多矣。盖中风者身温，且多痰涎；中气者身凉，而无痰涎，有此不同。丹溪云：真中风邪者甚少，若阴虚阳乏，痰火内炽，或内伤饮食，变为卒暴僵仆之病，类乎中风，则常有之，世医不分，悉以风治，杀人多矣。又云：真中风邪，西北人有，东南之人，只是湿土生痰，痰生热，热生风也。张仲景云：风之为病，当半身不遂。经络空虚，贼邪不泻，或左或右，邪气反缓，正气即急，正气引邪，㖞辟不仁，邪在于络，肌肤不仁，在经则重不胜，入腑则不识人，入脏则吐沫难言。刘河间云：中风者，非为肝木之风实甚而卒中之，亦非外中于风。由乎将息失宜心火暴甚，肾水虚衰不能制之，则阴虚阳实而蒸热拂[①]郁，心神昏冒，筋骨不用，而卒倒无知也。或因喜、怒、思、悲、恐，五志过极，皆为火甚故也。李东垣云：中风者非外来风邪，乃本气自病也。凡人年逾四旬，气衰之际，或因忧喜忿怒伤其气者多有之。若壮岁体肥，则间有之，亦是形盛气衰所致，亦有贼风袭虚而伤者。说者谓昔人主乎风，河间主乎火，东垣主乎气，丹溪主乎湿，而有昔人三子各得其一之说。殊不知河间之论实具于火类之下，而不以风言，且别注中风论治甚详。东垣谓自内伤气，且曰亦有袭虚挟风，而分在腑、在脏之异。丹溪谓因于湿热，必曰外中者亦有。三子何尝偏于火气湿而言无中风也耶？愚谓风

① 拂：通“怫”。下同。

者乃六淫之一，流行于四时，浩荡于天地，上下八方，无所不至。人居其中犹鱼在水，水淡则鱼瘦，气乖则人病，体之虚者即感而伤之，但所受浅深不同，八方虚实有异耳。

治

东垣云：中腑者多着四肢，有表症而脉浮，恶风寒，拘急不仁，或肢节废，治宜汗之。中脏者，多滞九窍，唇缓失音，耳聋鼻塞，目瞀，大便秘结，或气塞涎上，不语昏危，多致不救，治宜下之。中血脉则口眼歪斜。三者治各不同。若中血脉而外有六经之形症，则从小续命汤加减以发其表，调以通圣辛凉之剂。若中腑而内有便溺之阻隔，肢不能举，口不能言，此中经也，宜大秦艽汤、羌活愈风汤，补血以养筋。瘫痪者，有虚有实，经谓：土太过，则令人四肢不举，此膏粱之疾，非肝肾之虚，宜泻之，令土平而愈，三化汤、调胃承气汤选而用之。脾虚亦令人四肢不举，治以十全四物，去邪以留正也。至于子和，用汗、吐、下三法治之，盖吐者如木郁则达之，谓吐之令其条达也，汗者风随汗出也，下者推陈致新也。失音闷乱，口眼歪斜者，以三圣散吐之，如牙关紧急者，鼻内灌之，吐出涎沫，口自开也，次用凉膈散调之。大抵风本为热，热胜则风动，宜静胜其燥，以养阴血为主，阴血旺则风热无由而作矣。须按此法治，须少汗，亦须少下，多汗则伤其卫，多下则损其荣，故经有汗下之戒，尤宜审之。丹溪云：中风大率主血虚有痰，或挟火与湿热，治法以顺气、祛痰、清热、疏风、发散、吐下之类为先，补养次之，更以伤、中、感三者辨别轻重为治乃妙。在左属死血，四物加桃[1]仁、红花之类，甚者桃仁承气汤下之。在右属痰与气，二陈加南星、贝母、姜汁、竹沥之类。气用乌药顺气散。痰壅盛者，或口眼歪斜不能言语，皆用吐法，瓜蒂、藜芦、虾汁之类，详轻重用之。气虚卒倒，用参芪补之。挟虚，浓煎参汤加竹沥、姜汁。血虚宜四物补之，挟痰亦加姜汁、竹沥。半身不遂，在左在右，治法如前气血二药，并加姜汁、竹沥。疠风是受天地间不正之气，得之者，须分上下，气受之则在上，血受之则在下，气血俱受，则上下皆然，盖皆不外乎阳明一经。阳明者，胃与大肠也。治宜先泻湿热之剂清之，在血补血，在气补气，治用疏风散毒药治之。妇人胎产惊风，乃血虚生内热，热则生风，因七情所触而动也，宜四物汤，随症加减，益母丸、乌金丸、辟巽锭子，皆可选用。小儿惊风，有急有慢，慢惊属脾虚所主，宜温补，参术汤化下硃砂安神丸。急惊属痰热，宜凉泻，以牛黄清心丸或利惊丸主之。七情气中者，忧愁不已，气多厥逆，初得便觉涎潮壅塞，牙关紧急，宜以苏合香丸灌之，使醒，然后随证调之，辟巽锭子亦好。用者触类而长之，思过半矣。

方

小续命汤　治诸风中风，四时加减通用。

---

① 桃：原作“杏”，据《丹溪心法·卷一·中风一》改。

麻黄一钱，去节根　人参五分，去芦　黄芪一钱　当归一钱，酒洗　川芎八分　杏仁八分，去尖　防己八分　附子八分，炮　官桂六分　防风一钱五分，去芦　甘草三分　白芍药一钱

上用姜五片，枣一枚，水二钟，煎一钟，去渣，食前热服。

太阳经中风，有汗，加桂枝汤；无汗，加麻黄汤。

阳明经中风，加葛根汤。

少阳经中风，加羌活、柴胡各一钱，或小柴胡汤。

太阳经中风，加干姜八分，倍附子。

少阴经中风，加桂枝八分，倍附子。

厥阴经中风，加连翘、羌活各八分。

胎前中风，加荆芥穗、天麻、桑寄生各一钱，去桂附。

产后中风，加荆芥穗各一钱、桃仁、红花、泽兰叶各八分。

中风无汗而拘急者，加羌活、白芷、苍术各一钱，去桂附。

中风汗多而恍惚，加黄芪一钱、茯神一钱、远志七分，去麻黄、杏仁、桂附。

四肢拘急，疼，加大麻、秦艽、羌活各八分。

痰涎壅盛，加南星、半夏各一钱五分、姜汁一盏、竹沥二盏。

春月，宜倍用麻黄、川芎。

夏月，宜加石膏，倍用黄芩。

秋月，宜倍用当归，加生地黄姜汁浸三日，焙干。

冬月，宜倍用附子，加干姜七分。

又方

防风通圣散　四时通用，治诸风热。

防风一钱五分　川芎八分　川归一钱　白芍药一钱　白术一钱二分　麻黄一钱二分　石膏一钱　滑石八分　桔梗八分　连翘[①]八分　黄芩八分　栀[②]子八分　荆芥七分　薄荷七分　大黄二钱，看虚实　芒硝一钱　甘草五分

上作一服，姜三片，枣一枚，水二钟，煎一钟，食远热服。

风痰壅盛，加南星、半夏各一钱五分，天麻、白附子各七分。

热痰，加二陈汤，入姜汁半盏、竹沥一盏。

气虚卒倒，加参芪各一钱五分，去麻黄、石膏、滑石、桔梗、连翘、栀子、薄荷、芒硝、大黄。

口干有热，加柴胡、葛根、天花粉各八分。

头痛，加用川芎、石膏各一倍，半夏一钱五分。

半身不遂，在右者，加痰药；在左者，加血药，并用姜汁、竹沥。能食者，去竹沥，加荆沥传送。

抽搐，加天麻、白芷各一钱，僵蚕[③]、全蝎各七分。

肢节寒湿疼痛，加羌活、苍术各一钱，桂少五分。

肌肉蠕动，加天麻、羌活、白芷各一钱、蝎梢五分。

七情所伤，成气中者，加乌药、枳壳、香附、紫苏各一钱，去麻黄、石膏、滑石、连翘、芒硝、大黄。

饮酒被风，头痛如破，加黄连、葛粉、半夏、苍术各八分，去麻黄、滑石、连翘、芒硝、大黄。

---

① 连翘：原作“连乔”，据本书《卷一·风门·方·小续命汤》改。
② 栀：原作“梔”，据文义改。
③ 僵蚕：原作“姜蚕”，据本书《卷一·寒门·方·普济消毒饮子》改。

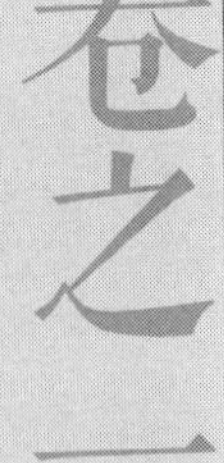

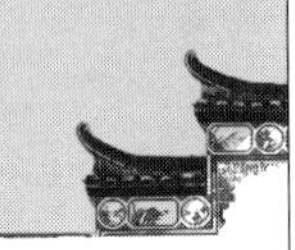

风伤于肺，喘急咳嗽，加半夏、贝母、杏仁、金沸草、欵[①]冬花各八分，去硝、黄、滑石。

破伤风，在表则以辛散之，去硝、黄，加姜、葱。在里则以苦泄之，去麻黄。汗下后，通利气血，驱逐风邪，本方煎调羌活末、全[②]蝎末各一钱。

诸风潮搐，小儿急慢惊风，大便秘结，邪热暴甚，肠胃干燥，寝汗咬牙，目睛上撺，睡语不安，转筋惊悸，本方倍大黄、栀子，煎调茯苓末、全蝎末各一钱。

腰胁走注疼痛，本方加硝石、羌活末各一钱，煎调车前子末、海金砂[③]末各一钱，木香末五分。

打扑伤损，肢节疼痛，腹中瘀血不下，加当归、大黄倍用、桃仁，煎调乳香、没药各一钱。

头旋脑热，鼻塞浊涕时下，加黄连、辛夷、薄荷，煎服(《内经》曰：胆移[④]热于脑，则辛頞鼻渊浊涕下不已也)。

气逆者，本方去活石、连翘、硝黄，加枳壳煎调木香末一钱。

小便淋闭，去麻黄，加木通、车前子各一钱，煎调木香末五分。

大便结燥，或秘，去麻黄、桔梗，加桃仁、麻仁、枳壳，

---

① 欵：同“款”。
② 全：原作“金”，据文义改。
③ 海金砂：今统用“海金沙”。下同。
④ 移：原作“多”，据《黄帝内经·素问》改。《黄帝内经·素问·气厥论》：“胆移热于脑，则辛頞鼻渊，鼻渊者，浊涕下不止也……”

倍当归。

生瘾疹，或赤或白，加麻黄，葱白三根，升麻七分，牛旁子[①]、连翘各一钱，出汗即愈，去芒硝，以其咸走血而肉凝、不得汗故也。

解利四时伤寒，内外所伤者，本方一两，对益原散一两、葱白十茎、盐豉一合、生姜半两，水一大碗，煎五七沸，温服一半，以筯[②]探吐，吐罢，后热服一半，汗出立解。

疠风，加牛旁子、苦参各一钱五分，全蝎、天麻、羌活、白芷各八分，蕲蛇肉二钱，去硝、黄。

冒风症（右关弦而缓带浮者是），本方去硝、黄、黄芩、连翘、石膏、活石、麻黄、桔梗、荆芥、薄荷，加人参、白茯苓，入粟米煎，即冒风汤也。

诸疮疡，清热散毒，加牛旁子、苦参、金银花各一钱。

妇人吹乳，加金银花、木通、贝母、蒲公英各一钱二分，川山甲[③]、青皮各五分，甘草节六分。

杨梅疮与便毒，初起或误服轻粉，用此散热解毒，加木通、白藓皮[④]、五加皮、金银花、皂角刺各八分或一钱、土茯苓二两、芭蕉根三钱。

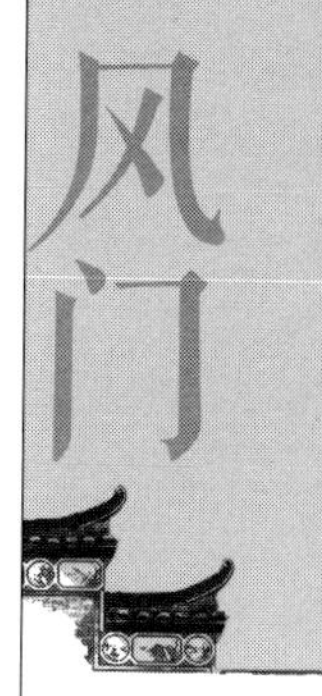

① 牛旁子：今统用“牛蒡子”。下同。
② 筯：同“箸”，筷子。
③ 川山甲：今统用“穿山甲”。下同。
④ 白藓皮：今统用“白鲜皮”。下同。

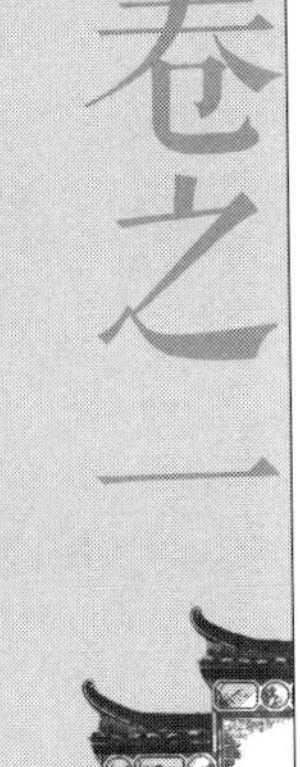

又方

开关散 治诸中风，中痰中气，牙关紧急，痰涎壅盛者，先用此散灌之，然后随症用药。

荆芥穗一两　皂角去皮弦子，一钱五分　麝香[①]一字，另研

共为末，每服方寸匕，姜汤调灌下。

又方

辟巽锭子 治大人诸风，小儿急慢惊风，四时皆可用。

防风五钱，去芦　天麻五钱　胆南星七钱　白附子炮，五钱　川乌炮，五钱　干姜煨，三钱　川芎五钱　白芷五钱　白茯神五钱，去木　人参五钱，去芦　白术五钱　木香五钱　薄荷五钱，去梗　僵蚕[②]二十一个　全蝎二十一个　牛黄三钱　片脑五分　硃砂一两半，另研为衣　麝香二钱

上件除硃砂起，以下五样，各另研，余药为细末，用麻黄一斤，甘草四两，蜜二两，熬作膏子，稀稠得宜。将药末和匀，印作锭子，金箔为衣，或丸，如龙眼大，蜡包尤好，藏久，每服用一锭，随症依后引下。

治大人中风，中痰，中气，厥症，并用姜汤调灌下。

左瘫右痪，荆芥汤下。

风狂颠[③]痫，金银汤下。

---

① 麝香：原作“射香”，依今名改。下同。

② 僵蚕：原作“疆蚕”，据本书《卷一·寒门·方·普济消毒饮子》改。

③ 颠：癫狂，疯癫，今作“癫”。

大人小儿，伤寒，伤风，伤湿，并姜葱汤热调下，得微汗即解。

破伤风，温酒调下。

小儿急惊风，薄荷汤下。

小儿慢惊风，浓枣汤下。

妇人产后惊风，益母草汤下。

妇人产后，心虚恍惚，如见鬼邪，金银汤下。

妇人产后，血晕昏迷，童便煎姜汤下。

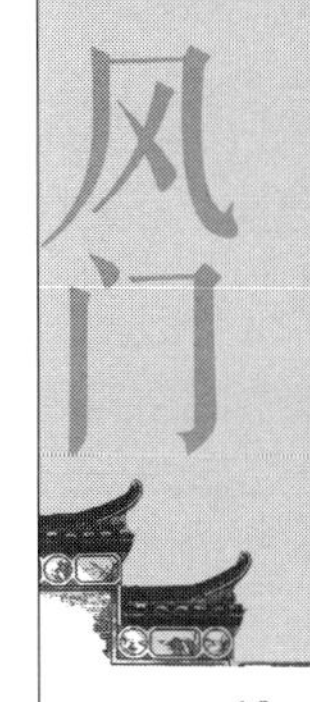

伤　风

脉

人迎与右寸浮大而缓，两关尺浮缓而濇。《脉诀》云：伤风之脉，阳浮而缓，阴濡而弱。

症

河间云：伤风之症，身热、头痛、项强、肢节烦疼或目疼、干呕、鼻鸣、手足温、自汗、恶风。又云：伤风则恶风，理必然也，盖风喜伤卫，卫者阳气也，风邪客之，则腠理反疏，不能卫护，故自汗而恶风也。外症头疼，肢热，咳嗽，鼻塞，声重，或流清涕，或鼻塞不闻香臭者，是也。

治

大抵伤风属肺者多，治法必以解表、清热、降气、行痰为主。先用解表清热，姜、葱、紫苏叶、黄芩、葛根之类，次用消痰止嗽，杏仁、贝母、欵冬花、前胡之类。若汗出，憎寒，而加头项强痛者，桂枝葛根汤主之。若无汗，烦躁不解，无表症者，双解散主之。

方

芎芷葛苏散　春夏伤风宜服。

川芎　白芷　干葛　苏叶　陈皮　半夏各一钱　桔梗　前胡　淡豆豉各七分　甘草三分

上用水一钟半，生姜三片，葱白三根，煎至八分，食后热服，微汗即解。

身热不退，加柴胡一钱、黄芩八分。

头疼甚，加石膏一钱、细辛五分、升麻三分。

巅顶痛，加羌活、藁本各八分。

眉棱痛，加防风、蔓荆子各七分。

肩背痛，因风邪者，加防风、羌活、当归各一钱。

胸胁不利，加枳壳、香附各八分。

咳嗽生痰，加桑白皮、杏仁、知母、贝母、欵冬花、金沸草各八分。

喘急气壅，加麻黄、石膏各二钱五分、杏仁、枳壳各八分。

鼻塞，或流清涕，加菊花、辛夷、苏梗各八分，细辛五分。

又方

参苏散　秋冬伤风宜服。

人参　苏叶　桔梗　葛根　前胡　淡豆豉　陈皮　半夏　茯苓　枳壳　甘草减半　金沸草　加黄芩各等分　桂枝五分　杏仁七分

上用姜三片，葱白三根，枣一枚，水一钟半，煎八分，食后热服，微汗即解。

咳嗽，加五味子五分，款冬花、贝母各八分，天门冬、瓜娄[①]仁各一钱。

久嗽肺火，加桑白皮、杏仁、黄芩、石膏、麦门冬、五味子各等分。

喘急气壅，加苏子、麻黄、杏仁、石膏各一钱。

头疼，加川芎一钱、细辛五分。

发热，加柴胡一钱、黄芩八分。

潮热恶寒，加麻黄一钱、桂枝七分。

呕吐，加藿香[②]八分、砂仁七粒，寒月再加干姜五分、丁香三分。

胸膈痞闷，加枳实、白术、香附各八分。

肩背痛，加羌活、当归、乌药各八分。

汗出憎寒，加桂枝、葛根各八分。

无汗，烦躁不解，加麻黄一钱五分、杏仁八分、姜三片、葱三根。

---

① 瓜娄：今统用“瓜蒌”。下同。

② 藿香：原作“霍香”，据本书《卷一·寒门·伤寒·方·香苏散》改。下同。

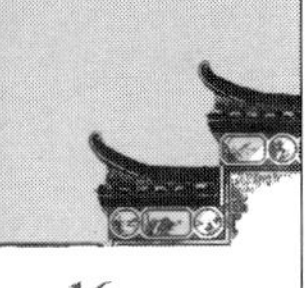

挟食者，加白术、陈皮、枳实、山查[①]、麦芽各八分。

四肢疼痛，加防风、羌活、苍术各八分。

房劳伤风，加当归、白术各一钱。

痰多，嗽不止，加贝母、南星、瓜蒌仁、杏仁各八分。

① 山查：今统用“山楂”。下同。

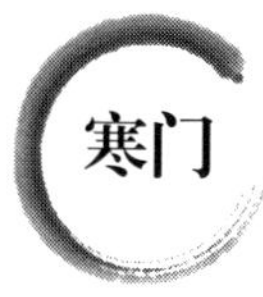

寒门（伤寒　中寒　瘟疫大头病附　内伤脾胃附）

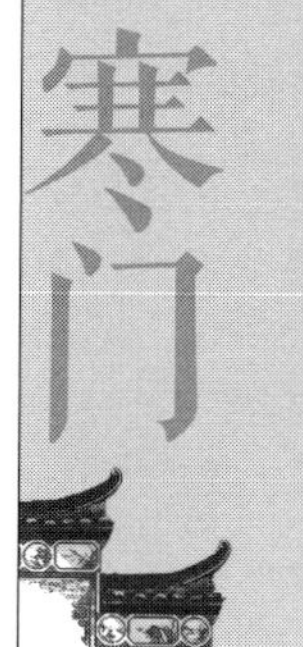

伤　寒

脉

人迎脉必紧盛，或浮紧，无汗。太阳尺、寸俱浮，阳明尺、寸俱长，少阳尺、寸俱弦，太阴尺、寸俱沉细，少阴尺、寸俱沉，厥阴尺、寸俱微缓。又浮大属阳，沉细属阴。伤寒热盛，脉大者生，沉小者死。已汗，沉小者生，浮大者死。《脉诀》云：阴阳俱盛，重感于寒，变为温疟，阳脉浮滑，阴脉濡弱，更遇于风，变为风湿，阳脉洪数，阴脉实大，更遇湿热，变为湿毒。病发热，脉沉细，表得太阳，名曰痉（痉有刚柔二种，有汗名柔痉，无汗名刚痉）。病太阳，关节痛而烦，脉沉，名曰湿痹。病太阳，身热疼痛，名曰中暍。病发汗，身内热，名曰风温，其症脉阴阳俱浮，自汗、身重、多眠，小便不利。

症

谨按《内经》曰：凡伤于寒者，则为病热，热虽甚不死，若两感于寒而病者，必死。尺、寸俱浮者，太阳受病也，当一二日发。以其脉上连风府，故头项痛，腰脊强也。尺、寸俱长者，阳明受病也，当二三日发。以其脉挟鼻，络于目，故身热，目疼，鼻干，不得卧。尺、寸俱弦者，少阳受病也，

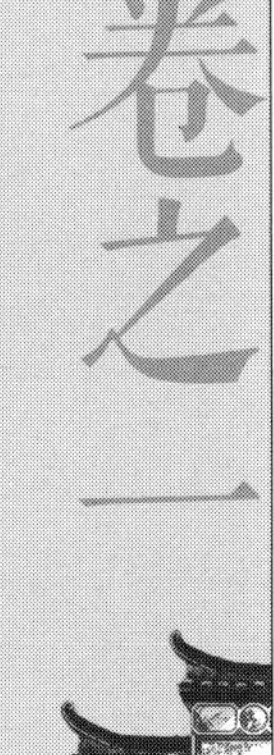

当三四日发。以其脉循胁，络于耳，故胸胁痛而耳聋。此三阳经受病，未入于府[1]者，可汗而已。尺、寸俱沉细者，太阴受病也，当四五日发。以其脉布胃中，络于嗌，故腹满而嗌干。尺、寸俱沉者，少阴受病也，当五六日发。以其脉贯肾，络于肺，系舌本，故口燥舌干而渴。尺、寸俱微缓者，厥阴受病也，当六七日发。以其脉循阴器，络于肝，故烦满而囊缩。此三阴经皆受病，已入于府，可下而已。若更感异气变为他病，当依旧坏症病而治之。若两感于寒者，一日太阳受之，即与少阴俱病，则头痛口干，烦满而渴。二日阳明受之，即与太[2]阴俱病，则腹满、身热、不欲食、谵语。三日少阳受之，即与厥阴俱病，则耳聋囊缩而厥，水浆不入，不知人者，六日死。若三阴三阳、五脏六腑皆受病，则荣卫不行，脏腑不通，即死矣。

又按仲景《伤寒论》曰：冬气严寒，万类潜藏，君子当固密，则不伤于寒。触冒之者，乃名伤寒耳，其伤于四时之气者皆能为病。以伤寒为毒者，以其最为杀疠之气也。自霜降后，至春分前，感寒而即病者，名曰伤寒。不即病者，寒毒藏于肌肤，至春变为温病，至夏变为暑病也。是以辛苦之人，春夏多温热病者，皆由冬时触寒所致，非时行之气也。若春时应暖而反寒，夏时应热而反凉，秋应凉而反热，冬应

① 府：同“腑”。下同。
② 太：原作“大”，据清抄本改。

寒而反温，此非其时而有其气。是以一岁之中，长幼之病，多相似者，此则时行之气也。若天令温暖而感之，是为冬温。如春时天令温暖而壮热为病者，乃温病也。如天气尚寒，冰雪未解，感寒而病者，亦曰伤寒。若春末夏秋之间，天气暴寒，而感之为病者，此乃时行寒疫也。如夏至后，壮热脉洪者，谓之热病也。然又有温疟、风温、温毒、温疫、中寒、中风、伤风、中湿、中暑、中暍、湿毒、湿温、痰症、脚风、内伤、食积、虚烦、阴虚阳乏，亦皆发热，状似伤寒，故世俗不辨，悉以伤寒治之，杀人多矣。且温病热病，乃因伏寒而变，既变，不得复言为寒也。其寒疫，乃天之暴寒，与冬时严寒，又有轻重不同。时气是天行疫疠之气，又非寒比也。温病乃山泽蒸气，暑乃炎日之火，风乃天之贼邪，皆伤于人者也。有中者为重，伤者犹轻也。温疟、风温，又系伤寒坏症，更感异气所变，治亦不同。且诸症似伤寒者，各有其因，岂可通谓伤寒而混治之耶？且名不正，则言不顺，名尚不正，岂可以言治乎？幸东垣发内、外伤辨之论，救千古无穷之弊，其功盛已哉。

又按东垣《内外伤辨》曰：夫伤寒者，其寒邪多伤于太阳之经，而后传变，故先头疼身痛而发热。其脉见于左手，人迎脉必紧盛，或浮紧而无汗。其寒热齐作而无间，晡时必剧，乃邪气盛。潮作之时，精神有余，语言壮厉，口鼻之气俱盛，手背热而手心不热，乃邪气胜。此为有余，当泻不当补也。内伤则见于右手，气口脉必紧盛，手心热而手背不热，燥作寒已不相并，但有间耳，日晡时必减，乃胃气得令。潮

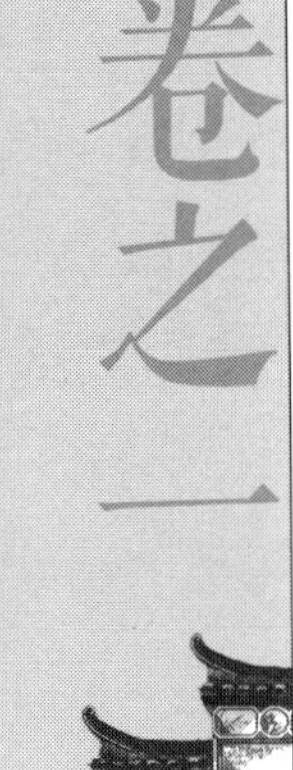

作之时，精神困[1]倦，少气懒语，身无大热，脉不紧数，但大而无力，是阳气自伤，不能升达，降下阴分而为内热，是阳虚也。此为不足，宜补不宜泻也。若劳心好色，内伤真阴，阴血既伤，则阳气偏胜而变为火矣，是为阴虚火动，或盗汗、遗精，咳嗽寒热，或于午后发热，身无痛处，惟觉困倦，其脉细数无力，宜补阴降火。伤食者，因饮食停滞而发热，气口脉亦紧盛，或右关短滑，大[2]抵伤食则恶食，理必然也。又或噫气吞酸，或恶食气，或欲吐不吐，或恶心痞闷，按之则痛，或胃口作疼，或停食而复感寒者，则气口人迎之脉俱大也，亦头痛发热，恶寒拘急，中脘痞闷，或吐或呕，或痛者，为伤食也。若发热脉浮缓而有汗者，谓之伤风也。必口气麄[3]，合口不开，面光不惨，恶风不恶寒也。虚烦者，谓虚热，心中郁郁不安，故谓之烦。但只不恶寒，头身不痛，脉不紧数，此为异耳，痰症者，乃停痰留饮，凝结中脘，亦令人寒热，状如伤寒。若痰在上焦，则寸沉滑，或沉伏。痰在中焦，则右关滑大，兼气郁，则沉而滑。挟食则短而滑也。凡关脉滑大者，膈上有痰，可吐之。脚气之症，亦发寒热，或呕逆，或举体转筋，足胫焮赤而肿者，是有瘀血。症为跌扑损伤，初时不觉，过七八日或十余日，则寒热始作，但胁下及小腹必疼，手不可近。若血上冲，而昏迷不省，良久复苏，此瘀

---

① 困：原作“因”，据文义改。
② 大：原作“太”，据清抄本改。
③ 麄：同“粗”。

血也。温病者，春时天道和暖，若壮热烦渴而不恶寒者，温病也。若夏至以后，时令炎暑，患壮热烦渴而不恶寒者，热病也。时气乃天行温疫，四时不正之气，人感之，则长幼一般病也，亦与伤寒相似，盖伤寒因寒而得之，此乃瘟疫之气，不可与伤寒同论也。寒疫者，乃天之暴寒为病。四时之中，或有风寒之作，感而即病者，寒疫也，亦与伤寒相似，但略轻耳。冬温者，因冬时有非节之暖，实时行之气也。若发班[①]者，亦曰温毒也。中暍，即中热也，盖伤太阳经与伤寒相似，故曰中暍，必汗出身热而渴，或身重而疼也。中暑者，热伤于心脾之经，而不在太阳，其候面垢、自汗、身热、烦渴、脉虚或背微寒，盖暑喜伤心，心不受邪，则包络受之，包络本相火也，以火助火，故热甚而昏也，或小便不利，或呕吐头疼，胸膈痞满，或腹痛，又有伤暑之症，虽属外感，却类内伤，与伤寒大异，盖寒伤形，寒邪客表，有余之症，故宜汗之。暑伤气，元气为热所伤而耗散，乃不足之症，故宜补之，东垣所谓清暑益气是也。又有因时暑热，而过食冷物以伤其内，过取凉风以伤其外。此则非暑伤人，乃因暑而自致之病，宜辛热解表，或辛温理中之剂，却与伤寒治法相类者也。风湿者，春夏之交，病如伤寒，肢体重痛，转侧则难，小便不利，因阴雨界湿，或引饮多，有此症，宜五苓利之，忌汗下。有疮疡者，凡疮疡初生，必寒热交作，必须视其身

① 班：通“斑”。下同。

体有无疮头，仔细详辨，不可便作伤寒治之。凡脉浮数，当发热而洒淅[①]恶寒，若饮食如常，而有痛处，必生恶疮。常见俗医，妄名流注，伤寒遍考诸书，并无此名，何其谬哉？凡此之类外形相似，内实不同，治法多端，不可或谬。必须审其果为温病、热病及温疫也，则用河间法。果为气虚、伤食及内伤也，则用东垣法。果为阴虚及痰火也，则用丹溪法。果为正伤寒例病也，则遵用仲景法。如此则庶无差误以害人性命矣。世俗但见发热之症，一概认作伤寒治之，悉用汗药以发其表，汗后不解，遽用下药以疏其里。设是虚症，岂不死哉？故经曰：实实虚虚，损不足而益有余。如此死者，医杀之耳。仁者鉴此，岂不痛欤。

治

愚考仲景治伤寒，著三百九十七法，一百一十三方，然究其大要，无出乎表里、虚实、阴阳、寒热八者而已，若能明究其的，则三百九十七法了然于胸中也。何以言之，有表实，有表虚，有里实，有里虚，有表里俱实，有表里俱虚，有表寒里热，有表热里寒，有表里俱热，有表里俱寒，有阴症，有阳症。病各不同，要辨明而治之。其脉浮紧，发热恶寒，身疼而无汗者，表实也，宜麻黄汤以汗之；若脉浮缓，发热恶风，身疼而有汗者，表虚也，宜桂枝汤以和之；设腹

① 淅：原作“浙”，据文义改。

中鞕[①]满，大便不通，谵语潮热，脉实者，里实也，宜大柴胡、大小承气之类，看虚实下之；或腹鸣自利，有寒有热者，里虚也；如表里俱实者，内外皆热也，脉浮洪，身疼无汗，宜防风通圣散汗之，若口渴饮水，舌燥脉滑者，人参白虎主之，若弦大而滑者，小柴胡合白虎主之；如表里俱虚，自汗自利者，宜人参三白汤，或黄芪建中汤加人参白术主之，脉微细，足冷者，加附子以温之；如表寒里热，身寒厥冷，脉滑数，口燥渴，白虎汤主之；如里寒表热者，面赤，烦躁，身热，自利清谷，脉沉者，以四逆汤温之；如表里俱寒，而自利清谷，身疼恶寒者，此内外皆寒也，先以四逆救里，后以桂枝治表；如阴症发热，则脉洪数而燥渴矣[②]，大抵麻黄、桂枝之类汗而发之，葛根、升麻之类因其轻而扬之，承气、陷胸之类引而竭之，泻心、十枣之类因中满而泄之。在表者汗之，在里者下之，半表半里者和之，表多里少者和而少汗之，里多表少者和而微下之，在上者吐之，中气虚而脉微者温之，全在活法以施治也。若表里汗下之法，一或未当，则死生系反掌之间，可不深思而明辨哉！

按陶氏《伤寒启蒙》云：发热恶寒，头项痛，腰脊强，则知病在太阳经也；身热，目痛，鼻干，不得眠，则知病在阳明经也；胸胁痛，耳聋，口苦，舌干，往来寒热而呕，则

① 鞕：原作“鞭”，据文义改。鞕，同“硬”。

② 阴症发热，则脉洪数而燥渴矣：原文如此，疑有阙文。

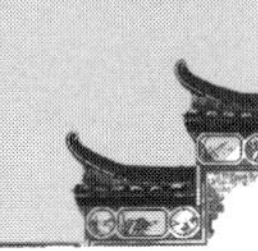

知病在少阳经也；腹满，咽干，手足温，或自利，不渴，或腹满时痛，则知病在太阴经也；引衣倦卧，恶寒，或舌干口燥，则知病在少阴经也；烦满囊缩，则知病在厥阴经也；潮热自汗，谵语发渴，不恶寒，反恶热，揭去衣被，扬手掷足，或发班黄，狂乱，五六日不大便，则知病在正阳明胃府也。设若脉症不明，误用麻黄，令人汗多亡阳。误用承气，令人大便不禁。误用姜、附，令人失血发狂。正为寒凉耗其胃气，辛热损其汗液，燥热助其邪热，庸俗狐疑，莫此为甚。盖伤寒之邪，实无定体，或入阳经气分，则太阳为首，其脉必浮；或入阴经血分，则少阴为先，其脉必沉。浮而有力无力，是知表之虚实；沉而有力无力，是知里之虚实；中而有力无力，是知表里缓急。脉有浮沉虚实，症乃传变不常，全在活法二字，不可拘于日数。但见太阳症在，直攻太阳；但见少阴症在，直攻少阴；但见真寒，直救真寒。见此三症，便作主张，不必悉具。当知如何处治，此为活法，若同而异者明之，似是而非者辨之。在表者，汗之、散之；在里者，下之、利之；在上者，因而越之；陷下者，升而举之；从乎中者和解之，直中阴经者温补之，若解不开，不可攻里，日数虽多，但有表症而脉浮者，尚宜发散，此事不明，攻之为逆。经云：一逆尚引日，再逆促命期。若表症解而里症具者，不可攻表，日数虽少，但有里热症而弦实者，急当下之，此事不明，祸如反掌。经云：邪热未除，复加燥热，犹抱薪积火矣。如直中阴经真寒症，无热恶寒，不渴，只宜温补，切禁寒凉之药，此事不明，杀人甚速。经云：非徒无益，而反害之[1]。阴症似阳者，温之；阳症似阴者，下之；阳毒者，分轻重下之；阴毒者，分缓急温之；阳狂者，下之；阴厥者，温之；湿热发黄者，利之、下之；血症发黄者，渍之、下之；谵语者，下之、温之；中满者，消之、泻之；结胸者，解之、下之；太阳症以少阴者，温之；少阴症似太阳者，汗之；衄血者，解之、止之；发喘者，汗之、下之；咳嗽者，利之、解之；正伤寒者，大汗之、大下之；感寒或冒寒者，微汗之、微下之；劳力感寒者，温散之；温极病者，微解之、大下之，此经常之大法也。有病一经已用热药，而又用寒药，如少阴症用白虎汤、四逆散寒药者，又少阴用四逆汤、真武汤热药者，庸俗狐疑，拒能措手哉！呜呼！能发伤寒之症名，而得伤寒之方脉，如此视切，乃为良医。始知寒药治少阴，乃传经热症也。热药治少阴，乃直中阴经，真寒症也。辨名定经，明脉识症，验症用药。真知在表而汗，真知在里而下，真知直中阴经而温，如此而汗，如彼而下，又如彼而温。辛热之剂，投之不差，寒凉之药，用之必当，病奚逃乎？须分轻重缓急，老少虚实，久病新发，妇人胎产，室女经水。大凡有胎产伤寒，不与男子伤寒同治法，无胎产者治相同。妇人经水适来适断，即是热入血室，但宜和解表里。久病者过经不解，坏症也，新发者，始病

① 非徒无益，而反害之：典出《孟子·公孙丑上》："助之长者，揠苗者也，非徒无益，而又害之。"

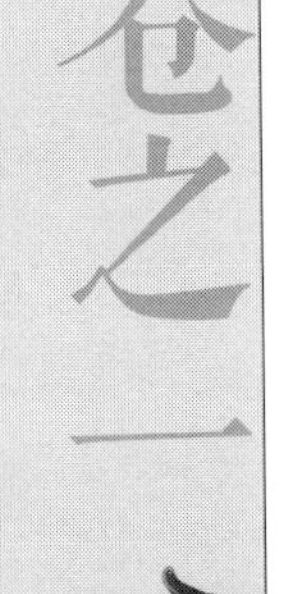

也。老者血气衰，少者血气壮，缓者病之轻，急者病之重。寒药热服，热药凉服，其中和之剂，则温而服之。战汗分为四症，要知邪正盛衰类伤寒，四症照常法例治之，虽云发蒙，实登仲景之楷梯[①]也。

又按陶氏“伤寒见症识病”条云：伤寒之邪，从表入里，里必达外，见症之由，所属必相应，庶无误也。且如头痛项强，身热者，太阳症也。无汗，麻黄汤；有汗，桂枝汤。头摇者，里病也，随症治之。头汗者，里有瘀血，必发黄也，犀角汤、茵陈汤。面戴阳者，下虚也，姜附汤。面惨不光，伤寒也，麻黄汤。面光不惨，伤风也，桂枝汤。面上乍黑乍白，唇口生疮，狐惑也，治以桃仁、雄黄之类。面如锦纹者，阳毒也，大青一物汤，或阳毒升麻随机选用。舌上有黄白胎，内热也，或黑者，热极也，并用黄连解毒汤。鼻燥，漱水不下，或目瞑[②]，溺血也，犀角地黄汤。目睛黄，小肠热也，茵陈五苓散加木通。懊憹者，胃虚也，栀子豉汤微吐之。喜怒如狂，蓄血也，桃仁承气汤下之。肉瞤筋惕汗下，虚也，宜温经益阳。身如被杖，阴毒也，正阳散、甘草汤。一身尽痛，多眠，或微肿难转者，风湿也，甘草附子汤、苍术白虎汤。身目俱黄，湿热疸病也，茵陈五苓散。身如虫行，表虚也，黄芪加桂汤。背恶寒，阴胜阳也，人参附子汤。不眠，因汗

① 楷梯：阶梯。
② 瞑：原作“瞋”，据《伤寒六书》改。瞑，眼目昏花。

下多而神虚也，酸枣仁汤。坐而伏者，短气也，宜补之，下利清谷，内寒也，附子理中汤。咽中生疮，上实下虚也，黄连加桂治之。舌生刺，热甚也，黄连解毒汤。又手冒心，因汗多而血虚也，黄芪建中汤。腹满自利，手足温者，邪入太阴也，理中汤。舌卷囊缩，邪入厥阴也，大便实，承气汤。手足厥，茱萸四逆汤温之。以上乃大要耳，临症详而用之，思过半矣。

方

麻黄汤　治太阳无汗，脉浮紧者，宜此汗之。

麻黄三钱　桂枝二钱　杏仁一钱五分　甘草一钱

上作一服，姜五片，葱白三根，枣三枚，水二钟，煎至一钟，去上沫，热服。以衣被盖取汗热，热遍身至手足心即止，不必再服。如须臾汗未出，宜吃热稀粥一碗，以助药力，汗出即止。如未出，再煎一服，加淡豆豉一撮，如前汗之。三服汗不出者难治，必用蒸法。大抵此方只宜用于天令寒冷之时，若炎暑之月，则当通变，不可执用此方，又宜葛根、葱白、淡豆豉或双解散等辛凉之剂，以发散也。

本经头疼，发热、恶寒、无汗而喘者，加川芎、防风、羌活、白芷、苍术、白芍药各一钱。

本经恶寒发热，身痒面赤者，加柴胡、芍药各一钱五分。

本经头痛，发热、恶寒、胸中饱闷者，加枳壳、桔梗各一钱。

又方

桂枝汤 治太阳症自汗，脉浮缓者，宜服。

桂枝 白芍药各三钱 甘草二钱

上作一服，姜三片，枣二枚，水煎温服。

如汗不止，加黄芪二钱。

如喘急，加柴胡、杏仁各一钱五分。

如胸中饱闷，加白术二钱、枳壳、桔梗各一钱。

又方

葛根汤 治阳明经病宜解之，阳明府，别用承气下之。

葛根三钱 柴胡二钱 黄芩 桂枝各一钱五分 芍药二钱

上作一服，水二钟，姜三片，枣二枚，煎一钟，温服。

本经恶寒甚者，去黄芩，加麻黄二钱，冬春宜用麻黄，夏秋宜用苏叶一钱。

本经有汗而渴者，加石膏、知母各二钱、粳米一钱。

本经头痛，加川芎、白芷各一钱五分。

又方

小柴胡汤 治少阳症，往来寒热，胸胁痛而呕。

柴胡三钱 黄芩 半夏 人参各二钱 甘草炙，五分

上作一服，姜三片，枣一枚，水二钟，煎一钟，温服。

本经小便不利，加茯苓一钱五分。

本经胁痛，加青皮、枳壳各一钱。

本经渴，加天花粉、知母各一钱五分。

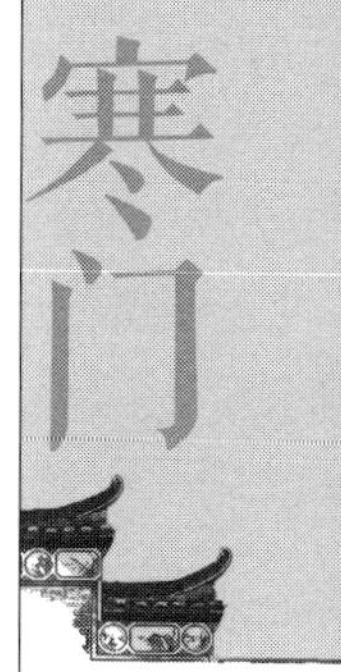

本经呕吐者，加姜汁一盏、竹茹二钱。

本经嗽，加五味子一钱、金沸草一钱五分，人参减半。

本经痰多，加瓜蒌仁、贝母各二钱五分，人参减半。

本经寒热似疟，加桂一钱。

本经齿燥无津液，加麦门冬、五味子、天花粉各半。

本经坏症，加知母、鳖甲各一钱五分。

本经症，心下饱闷，未经下者，非结胸，乃表邪传至胸中，犹当作表治，加枳壳、桔梗各一钱五分，未效，本方对小陷胸汤，加枳、桔，一服豁然，此陶公之心法也，予曾用亦效。

虚烦类伤寒症，本方加竹叶一钱、石膏炒、粳米各一钱半。

本经与阳明合病，加葛根二钱、芍药一钱五分。

妇人热入血室，加当归一钱五分、红花一钱，男子加生地黄一钱五分。

又方

大柴胡汤　治阳明内实，大便难，不恶寒，反恶热。

柴胡三钱　黄芩　芍药　枳实各二钱　半夏钱半　甘草五分　大黄壮者五钱，虚者三钱

上作一服，姜三片，枣一枚，水二钟，将诸药先煎，将熟，再下大黄，煎四五沸，约一钟。热服以微利为度，若大满大实者，依后加减利之。

本方加桂枝二钱，名桂枝大黄汤，去黄芩。

本方加芒硝二钱、厚朴一钱五分，去柴胡、黄芩、半夏、

甘草，名大承气汤。

只加厚朴，名小承气汤。加桃仁二钱，名桃仁承气汤。此数方皆宜量虚实斟酌用之。

又方

理中汤　治太阴自利不渴，寒多而呕，腹满鸭溏霍乱。

人参二钱　白术二钱　干姜二钱　甘草一钱

上作一服，水一钟半，煎服，或丸，名理中丸。

诸结胸，或太阴症下之，胸而鞕，加黄芩一钱五分、枳壳一钱五分、桔梗一钱。寒实结胸，本方加枳实，名枳实理中汤。

腹满下利，加附子二钱，名附子理中汤。

动气，左右上下，加桂二钱，去术。

吐多者，加生姜，去术。下多者，倍术。

小便不利，加茯苓二钱。

渴，加乌梅三个。

腹痛，加桂枝一钱五分、芍药二钱。

又方

四逆汤　治直中阴经寒症，以此温之。

附子五钱　干姜四钱　甘草二钱

上作一服，水煎温服。附子若加至一两，名通脉四逆汤。厥逆下利，脉不至，附子加至六七片，面赤加葱白九茎，呕加生姜五片。痢止，脉不出，加人参三钱、麦门冬二钱、五味子一钱。

上仲景先生正伤寒方也，六经正治，宜依此加减用之，兼有变症，须参全书，兹不备录。

又方

易老九味羌活汤 治春、夏、秋伤寒通用，太阳、阳明经药也。

羌活 防风 苍术各一钱五分 川芎 白芷 黄芩各一钱 细辛五分 生地黄八分 甘草三分

上作一服，用生姜三片，葱白三根，水二钟，煎热服。

夏月，本方加石膏、知母，名神术散。如服此汤后，再不作汗，本方加苏叶。喘而恶寒，身热，加杏仁、生地黄。

汗后不解宜服，汗下兼行，本方加大黄，如釜底抽薪之法。

其春、夏、秋，感冒非时伤寒，亦有头疼、身热、恶寒之症，脉浮缓，自汗，宜实表，本方去苍术，加白术。汗不止，加黄芪一钱五分。再不止，以小柴胡，加桂枝、芍药各一钱，如神。

胸中饱闷，加枳壳、桔梗，去生地黄结胸加同。

身热不退，加柴胡一钱五分，倍黄芩。

燥渴，加石膏、知母各一钱五分、粳米一撮。

夹内伤，加白术、陈皮、半夏、藿香、厚朴各一钱，去生地黄。

潮热似疟，加柴胡一钱五分、青皮八分。

发狂，加黄连、石膏各一钱五分、大黄三钱，去生地、细辛。

发黄，加茵陈一钱五分、茯苓、山栀各一钱二分，去细辛、生地。

湿症，加五苓散，倍苍术，去生地、细辛。小便不利，加减同。

大便秘，或五六日不大便，加厚朴、枳实各八分、大黄三钱、芒硝一钱五分，去细辛。

头痛如破，加藁本、蔓荆子。痰厥头痛，加石膏二钱五分，半夏一钱五分。

风湿相抟，一身尽痛，加当归、白术各一钱五分，去细辛，倍苍术。

寒湿，腰腿膝痛，加杜仲、牛膝、木瓜、防己，去川芎、细辛。

又方

香苏散　春月用，治伤寒伤风。

紫苏叶二钱　香附子二钱　陈皮一钱　甘草五分

上作一服，姜三片，葱白三根，水一钟半，煎八分，热服。

头痛，加川芎、白芷各一钱，名芎芷香苏散。

头痛如斧劈，加石膏二钱、葱头连须三根。

偏正头痛，加石膏二钱、薄荷、细辛各七分。

太阳穴痛，加荆芥穗一钱、石膏一钱五分。

伤风自汗，加桂枝一钱、无汗，加麻黄、干葛、薄荷各一钱。

伤风发热恶寒，加柴胡、黄芩、苍术各一钱五分。

咳嗽不止，加半夏、茯苓、贝母、杏仁各一钱。

胸膈痞塞，加黄连、枳实、桔梗各八分。

伤寒鼻塞声重，咽膈不利，加苦梗、旋覆花各八分。

伤寒痰涎壅盛，加南星、半夏各一钱五分、姜汁半盏、竹沥一盏。

气促不安，加大腹皮、桑白皮各一钱。

鼻塞不闻香臭，加羌活、荆芥穗各一钱。

伤风寒，蕴热，吐血、衄血，加麦门冬、黄芩、麻黄各一钱。

伤风寒，中脘寒，不思饮食，加白术一钱五分、砂仁、青皮各七分。

呕吐恶心不止，加干姜、砂仁各八分、半夏一钱五分。

饮食不能消化，加砂仁七分、山查、麦芽各一钱、青皮八分。

伤风寒，时作寒栗，加桂枝八分。

伤风寒后，时作虚热不退，加柴胡、知母、人参各一钱，去苏叶。

伤风寒一向不解，作潮热，白日至暮不退，日日如是，加地骨皮、柴胡、知母、当归、人参各一钱。

初感时，头痛作热，鼻塞声重，或恶风寒，加防风、羌活、川芎、白芷各一钱二分。

感风寒，头项强急，浑身痛，不能转侧，加羌活、当归、赤芍、紫荆皮各一钱、官桂七分。

伤风寒，肚腹或小腹疼痛不可忍，加木香、干姜、吴茱萸各七分。

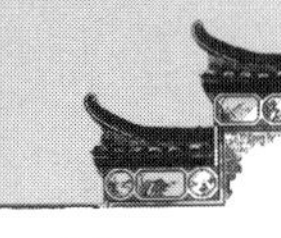

妇人被气所苦，胸痞胁痛，小腹急疼，加木香、砂仁、枳壳、官桂各八分。

伤食腹疼，呕吐泄泻，加白术、白茯苓、半夏、藿香、干姜、砂仁、厚朴各七分、木香五分。

心卒痛者，加玄胡一钱五分、木香、桂各五分。

饮酒大过，或遍身发疸，或两目昏黄，加茵陈一钱五分、山栀、赤茯苓各一钱。

伤酒呕吐，加黄连、扁豆、葛根、半夏、藿香、苍术各一钱，去苏叶。

妇人产后，感风头痛，壮热，恶寒，不能转侧，加生料五积散。

产后感寒，头痛发热，加不换金正气散一半。

妇人产后，发热不退，烦渴，加人参、麦门冬、生地黄各八分。

产后虚热不退，加人参、黄芪、麦门冬各一钱。

产后腰痛不已，加当归、官桂各一钱、木香三分。

感风后日久，冷嗽不已，加杏仁一钱、五味子、干姜各六分，细辛五分。

脚气，加木瓜、牛膝、紫金皮、吴茱萸、川楝子、黄柏、苍术各一钱，木香五分。

又方

柴藿汤　治春末夏初伤寒，挟内伤者，宜用，此太阳、少阳、阳明、太阴药也。

柴胡一钱五分　黄芩一钱　藿香一钱　甘草三分　半夏一钱　白术一钱　陈皮八分　人参八分　白茯苓八分　厚朴八分　苍术一钱　川芎八分　白芷八分　枳壳八分　桔梗七分

上作一服，姜三片，枣一枚，水二钟，煎一钟，食远热服。

春初挟感寒者，加紫苏叶、防风、干葛各八分。

凡感寒无汗，加紫苏叶、淡豆豉各一钱、葱白三根，有汗勿加。

热甚，燥渴，加石膏一钱五分、知母、粳米各一钱、乌梅二个。

疟疾，加草果、青皮各八分、乌梅二个，欲截，再加常山一钱五分、槟榔七分。

时气热病，加羌活、防风各一钱。山岚瘴气，加同上。

伤食发热，胸满呕吐，加山查、神曲、砂仁各八分。

伤酒发热，头痛呕吐，加干葛、黄连、扁豆各八分，去柴胡。

春夏肚腹作痛，加白芍药、山栀、香附各一钱，干姜炭、薄桂各五分。

夏至后感寒，加石膏一钱五分、桂枝三分。

暑月远行受热，加香薷一钱五分、扁豆一钱、滑石八分，去柴胡、白芷。

霍乱转筋，两脚冷，汗出，上吐下泻，日间感热，夜间感冷，邪气正气，两不分也，加木瓜、扁豆、砂仁各八分、干姜五分、泽泻、青皮各七分。

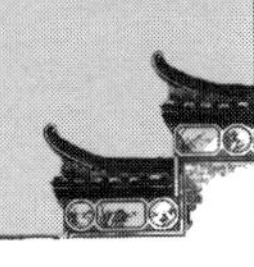

又方

双解散 治夏月伤寒、伤风通用。

防风一钱二分 川芎 当归 白芍 白术一钱 苍术各一钱 黄芩七分 石膏一钱二分 滑石一钱五分 连翘 山栀各八分 荆芥穗 薄荷各六分 桔梗各六分 甘草三分

上作一服，水二钟，姜三片，枣一枚，煎一钟，稍热服。

无汗，加麻黄、淡豆豉各一钱，葱白三根，有汗不用。

大便结燥，加大黄三钱、芒硝一钱五分。

瘟疫发散，加防风五分、羌活一钱五分、葛根、白芷各一钱。

其余杂症，与防风通圣散加减同，兹不备录。

又方

参苏饮 治秋月伤寒、伤风通用方见伤风类。

又方

五积散 治冬月伤寒宜用，此太阳、阳明、太阴、少阴药也。若挟有内伤，或兼伤风者，宜用。若正伤寒，仍遵仲景法治。

川芎 当归 白芍药 苍术各一钱 半夏 陈皮 厚朴 白茯苓 枳壳各八分 白芷 桔梗各七分 干姜炒 薄桂各七分 麻黄一钱五分或二钱，无汗用，有汗去之。

上作一服，姜五片，枣二枚，淡豆豉半合，水二钟，煎一[①]钟，食远热服。

潮热，加柴胡、黄芩各一钱。

头痛，加羌活二钱、细辛五分。

呕吐，加藿香一钱、丁香七粒。

胃脘痛，加木香、吴茱萸各六分、香附一钱。

食积痛，加白术一钱、枳实、山查、神曲各八分、木香、槟榔、砂仁各五分。

一身尽痛如被杖，加羌活、独活各一钱、柴荆皮八分。

脚气，加羌活、独活、防风、木瓜、牛膝、汉防已各八分。

咳嗽，加杏仁、欵冬花各八分、五味子五分，去姜桂。

痰嗽，加瓜蒌仁、贝母、百合各一钱，去姜桂。

嗽而声哑，加天门冬一钱、百药箭八分、乌梅二个，去姜桂。

产后感寒，加柴胡、黄芩各一钱、人参八分。

经水感寒，加柴胡、荆芥穗、防风各一钱、生地、红花各六分。

上以上方，皆非正伤寒药，乃刘张李诸公所立，治非时伤寒，或挟内伤者，或挟食，或兼风兼湿者，宜随症加减用。若正伤寒，仍遵仲景六经传变施治，庶无误也。

---

① 一：原脱“一”字，据清抄本补。

中　寒

脉

六脉沉微而伏，重按至骨乃见，或迟而濇，挟风则带浮，眩运不仁，兼湿则带濡，而四肢肿痛。大抵中寒脉多沉细而微，四肢厥，而手足爪甲青。

症

《集成》云：中寒者，寒邪直中三阴也，非比伤寒，邪从外循经而入，以麻、桂辈微表而安，以病不甚虚也。中寒则仓猝感受，因其腠理疏豁，一身受邪，难分经络，无热可散，温补自解，此大虚也，不急治则死矣。大抵一时为寒所中，则昏不知人事，口禁失音，四肢僵直，挛急疼痛，或淅淅[①]恶寒，或翕翕发热，汗出，或唇青厥逆，中脘及脐腹疼痛，此皆中寒之候也。

治

《蕴要》云：寒中太阴，则中脘疼痛，宜理中汤加附子。寒中少阴，则脐腹疼痛，宜五积散加吴茱萸。寒甚，脉沉足冷者，四逆加吴茱萸。厥阴则小腹疼痛，宜当归四逆汤加吴

---

① 淅淅：原作“浙浙”，据文义改。

茱萸，甚者，倍加附子。如极冷，唇青厥逆，无脉囊缩者，用葱熨法，或茱萸炒熨，并灸脐中及气海、关元，二三十壮，待脉渐应，手足温暖，乃可生也。如仓猝无药，急用茱萸一合，煎浓汤灌下亦妙。大抵寒者温之，治宜姜、附等药，以散寒气，不可妄施吐、下，如舌卷囊缩者不治。

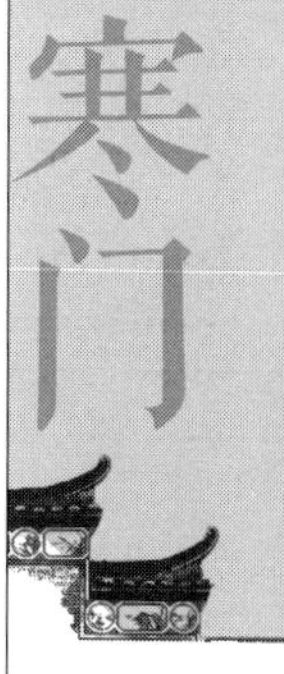

方

附子理中汤 治中寒及一切寒症，随症加减用。

人参二钱 白术二钱 甘草五分 干姜炮，二钱 附子面包，煨，二钱

上用水一钟半，煎至八分，食远服。

寒中太阴，依本方。

寒中少阴，加吴茱萸二钱。

寒中厥阴，加当归、芍药、桂枝各一钱五分、吴茱萸二钱。

沉寒痼冷，加丁香一钱、官桂一钱五分、沉香七分。

心腹冷痛，加官桂、吴茱萸、白芍药、玄胡索各一钱五分、木香一钱。

胃寒咳逆，加丁香一钱、柿蒂一钱五分。

妇人血虚寒，加当归、官桂、艾叶、吴茱萸各一钱五分、益智①一钱。

① 益智：原作“益志”，据本书《卷一·寒门·内伤（脾胃附）·方·补中益气汤》改。

男、妇下元冷极，久不孕育，加鹿茸、官桂、茱萸各一钱五分、蕲艾一钱、沉香一钱。

久泻元气虚，脉微欲绝者，加黄芪二钱。

小儿冷泻，加肉豆蔻一钱五分、丁香七分。

脚膝冷痛，加鹿茸、牛膝、官桂各等分，或丸，或煎。

腰冷如冰，加鹿茸、杜仲、破故纸、肉苁蓉各等分，或丸亦可。

精清如水，精冷如冰，加肉苁蓉、韭子、鹿茸各等分、海狗肾一具。

瘟疫（大头病附）

脉

《脉诀》云：瘟病之脉，散而难名，如太阳脉浮，阳明脉长，少阳脉弦，太阴脉细，少阴脉沉，厥阴脉微缓之类。又云：阳脉濡弱，阴脉弦紧，更遇温气，变为瘟疫，阳脉洪数，阴脉实大，更遇温热，变为瘟毒者危。凡瘟病大热，脉沉濇细小足冷者难治；洪大有力，或浮大者，可治。脉不浮者为传染。若左寸浮大，右寸浮缓而盛，按之无力者，宜补中带表而治之。

症

夫瘟疫之症，多由房劳太过，腠理开泄，少阴不藏，触冒冬时杀疠之气、严寒之毒。中而即病曰伤寒。不即病者，寒毒藏于肌肤，至春变为瘟病，至夏变为热病也。又有时行不正之气，如春应暖而反寒，夏应热而反凉，秋应凉而反热，冬应寒而反温，此非其时而有其气。是以一岁之中，无分少长，病皆相似者，此则时行之气，即瘟疫也。外症头痛，壮热，口渴，不恶寒。

治

丹溪云：治法有三，有宜补，宜散，宜降。人参、白术、防风、羌活、苍术，并大黄、黄芩、黄连、石膏、活石、人中黄之类主之。又吴氏云：凡尺、寸脉浮者，发于太阳也，宜人参羌活散，加葛根、紫苏、葱白、生姜以汗之。或有自汗身疼者，九味羌活汤主之。尺、寸俱长者，阳明也，宜葛根解肌汤或十味芎苏散汗之。尺、寸俱弦而数者，少阳也，宜小柴胡加减主之。如兼太阳，羌活散，加柴胡、黄芩。兼阳明，小柴胡，加葛根、升麻主之。抑考瘟病，先因伤寒热未除，更感时行之气，而为瘟疫也，治与伤寒不同。盖瘟病因春时温气而发，初非寒伤于表也，乃郁热自内而发于外，故宜辛平之剂以发散之。况时令已暖，不可用麻黄，如时令尚寒，少佐之亦可。凡瘟病发于三阳者多，三阴者少。若发于三阴者，必有所因也。或食寒物内伤太阴而得之，或因过欲先伤少阴而得之，治制皆与伤寒各条同，惟发表不同耳。又有大头天行病，乃湿热在高巅之上，并阳明邪热大甚，资实少阳相火而为之。视其肿势在何部，随经治之，用防风、羌活、酒芩、酒蒸大黄，随病加减治之，不可用降药。

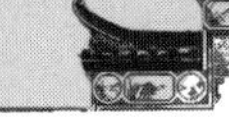

方

人参败毒散 治瘟疫及大头病初感，服此药散之。

人参一钱五分 白术二钱 白茯苓一钱 甘草五分 羌活一钱五分 防风一钱五分 柴胡一钱五分 前胡一钱 黄芩一钱 枳壳八分 苍术一钱二分 桔梗七分

上作一服，用生姜三片，枣一枚，水二钟，煎一钟，热服微汗为度。

又方

三黄石膏汤 治疫症燥渴，将欲发狂者。

石膏三钱 黄芩 黄连 黄柏各一钱五分 麻黄一钱五分，寒用多，暖用共之 山栀一钱 热甚者加大黄三钱

上用水二钟，粳米一撮，煎服，连进三五服即愈。

又方

普济消毒饮子 治瘟疫热毒，清热解毒，大头病，头面肿，亦可服。

柴胡一钱五分 黄连炒 黄芩炒 玄参 生甘草 桔梗 连翘 鼠粘子 白芷 马勃 川当归各一钱 僵蚕七分 升麻七分 板蓝根一钱，如无以蓝叶代之或真青代亦可

上作一服，姜三片，水煎，徐徐服。

如虚，加人参一钱五分。大便秘，加酒蒸大黄二钱。

又方

辟瘟丹 凡春夏秋间预服，以免疫气传染，或初感，服此药，得小汗亦愈。

防风去芦，一两五钱 川芎 当归 白芍药 白术 麻黄 石膏 滑石 黄芩 连翘 栀子各一两 桔梗 荆芥 薄荷各八分 玄胡粉一两五钱 大黄煨，二两 鬼箭羽 马勃 管仲[①]各一两二钱

上为细末，腊雪水，或冰水为丸，如弹子大，每服一丸，姜葱汤下，得周身微汗即解。此药用五月五日，六月六日，或冬至腊日，焚香礼斗，至诚修合，无不应验。合时忌与妇人、鸡、犬、孝子见之。

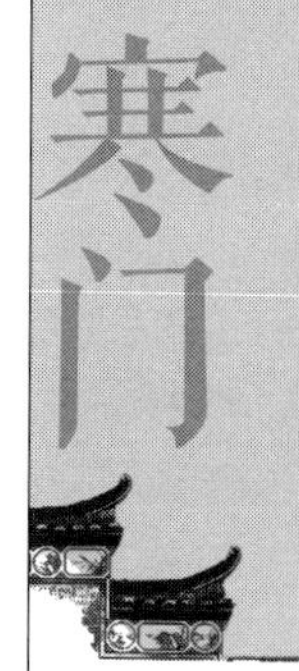

内伤（脾胃附）

脉

脉大而无力为内伤，气口脉大于人迎二倍，或三倍，其急大而数，重按无力，为劳役内伤。右关脉弦滑而沉，或弦大而数，或浮滑而疾者，为饮食内伤也。右关弱甚，或隐而不见者，为脾胃虚损也。左关脉缓，右关脉弦者，为肝木乘脾土也。右关脉数，为胃热，弦滑为胃寒，脉结为思伤脾也。

---

① 管仲：今统用“贯众”。下同。

症

谨按东垣论：人迎脉大于气口为外伤，气口脉大于人迎为内伤，外伤则寒热齐作而无间，内伤则寒热间作而不齐。外伤恶寒，虽近烈火不能除，内伤恶寒，得就温暖则解；外伤恶风，乃不禁一切风寒，内伤恶风，惟恶些小贼风。外伤症显在鼻，故鼻气不利而壅盛有力；内伤症显在口，故口不知味，而腹中不和。外伤则邪气有余，故发言壮厉，且先轻而后重；内伤则元气不足，出言懒怯，且先重而后轻。外伤手背热，手心不热；内伤则手心热，手背不热。东垣辨法，大略如此。有内伤而无外感，有外感而无内伤，以此辨之，则判然矣。又王节斋云：东垣以饮食劳倦伤，为内伤不足之病，谓因伤饥失饱，伤损脾胃所致。盖人之所藉以生者，脾胃为本，必赖饮食滋养，若调养失宜，劳役过伤，失其所养，则脾胃气虚，不能升达，降下阴分而为内热，非有饮食停蓄者也，故用补中益气等药。若饮食停积不化，郁发为热，乃是不足之中，继之有余，此为饮食所伤，宜消导之，又或先因饮食而后犯于房劳，或先因劳役而后犯于饮食，此皆不足之中，兼之有余，须于数者之间，审察明白也。

治

丹溪云：世之病此者为多，但有挟痰者，有挟外感者，有热郁于内而发者，有饮食所伤者，皆以补元气为主，看所挟而兼用药。挟痰者，补中益气加半夏，以姜汁、竹沥传送。挟外感者，补中益气加发散，如防风、羌活、白芷之类。挟食者，补中益气加消导，如山查、枳实之类。气虚热甚者，少加附子，以行参、芪之功。又卢氏云：若内伤外感兼病而相合者，则其脉症必并见而难辨，尤宜细密求之。若显内症多者，则是内伤重而外感轻，宜以补养为先，而发散次之。若显外症多者，则外感重而内伤轻，宜以发散为急，而补养次之。此东垣未之及也，因并赘于此，用者详之。

方

补中益气汤　治劳役所伤，时作虚热，四肢无力，怠惰嗜卧。

人参去芦，一钱五分　黄芪一钱五分，蜜炙　甘草五分　陈皮八分　当归一钱二分　白术一钱二分　升麻四分　柴胡五分

上作一服，姜一片，枣一枚，水二钟，煎八分，食远服。

气血虚甚者，加熟附子一钱五分，以行参、芪之功阳旺则生阴也。

挟外感，加防风、羌活各一钱五分、干葛、白芷、川芎各八分，倍柴胡。

挟痰者，加半夏一钱五分、茯苓一钱、姜汁半盏、竹沥一盏。

兼郁热者，加川芎、山栀、香附各等分。

腹中痛者，加白芍药一钱二分、官桂六分。

腹中恶寒冷痛者，加桂心五分。

腹中恶热喜寒而痛者，加白芍药一钱二分、黄芩八分。

夏月腹痛，不恶热，加炒黑干姜七分、藿香一钱、薄桂三分。

天时热腹痛者，加白芍药、山栀各一钱、桂三分。

天时寒腹痛，加半夏一钱、益智仁八分、干姜五分、桂三分。

头痛，加蔓荆子、川芎各八分、细辛五分。

顶脑痛，加藁本七分。诸头痛，并用此四味足矣。

脐下痛甚者，加熟地黄一钱，其痛立止，如不止者，乃大寒也，更加桂心五分。

咽干，加葛根七分、麦门冬一钱。

心下刺痛，加香附一钱、当归倍用。

精神短少，加麦门冬一钱五分、五味子七分，夏月亦加，救天暑伤庚金。

有痰嗽，加贝母、杏仁、瓜蒌仁、欵冬花各一钱，去参、芪，虚者勿去。

咳嗽，春加欵冬花、佛耳草各一钱、川芎五分，夏加麦门冬一钱五分、五味子五分或七分，秋冬加连节麻黄一钱。久嗽肺中伏火，去人参、黄芪，加石膏一钱五分、黄芩一钱。

食不下，乃胸中有寒，或气涩滞，加青皮七分、木香五分、陈皮一钱。冬月更加草豆蔻、益智各五分，夏月更加姜炒芩、连各七分，秋月更加槟榔、砂仁各五分，春月更加川芎、藿香各七分。

心下痞满，加枳实、黄连各八分、白芍药一钱、桂二分。

腹胀，加枳实八分、木香、砂仁各五分、厚朴七分，秋月加干姜、肉桂各五分，去甘草。

胁痛或急缩，春月乃肝木盛以致生火，加青皮、枳壳各一钱，倍柴胡，余月加山栀、苍术、香附、贝母各一钱、青皮、枳壳、黑干姜各五分。

大便秘，加当归一钱五分、桃仁一钱、大黄煨，二钱。

脚软乏力，或痛，加黄柏、防己各一钱、桂三分。

时时发热，乃下元阴火蒸发也，加生地黄一钱、黄柏八分。

大便虚坐，或了而不了，腹中迫急，气虚血涩也，加木香、槟榔各五分，倍用当归。

身热沉重，虽小便多，亦加茯苓、泽泻各七分、黄柏五分、苍术一钱。

脾胃不和，加茯苓、半夏各八分、砂仁、扁豆各六分、生姜三片。

注夏，加白芍药、茯苓、黄柏各八分、厚朴、苍术各一钱，去柴胡、升麻。

痰厥头痛，此太阴脾经所作也，加半夏、石膏各一钱五分、川芎八分、姜汁二匙、葱汁二匙。

若挟外感，重以本方，加本经发散之药治之。如见太阳症，加羌活、藁本、桂枝各等分；如见阳明症，加葛根一钱，倍升麻；如见少阳症，加黄芩、半夏各一钱、川芎八分，倍加柴胡一钱；如见太阴症，加枳实、厚朴各一钱；如见少阴症，加瓜蒌根一钱、生甘草五分；如见厥阴症，加川芎一钱；若变症发痰，加玄参、干葛各一钱，倍升麻。

思虑伤心脾，神气不安，夜卧不眠，加茯神八分、远志六分、麦门冬、酸枣仁各一钱、辰砂七分，为末，临服投入、圆眼五个。

自汗，加桂枝七分、浮麦一撮。

盗汗，加知母、麦门冬、麻黄根各一钱。

骨蒸劳热，日久虚损，加牡丹皮、地骨皮、黄柏、知母、熟地黄各八分，倍柴胡，去升麻。

久患冷泻冷痢，或元气下脱者，加干姜炒黑，五分、熟附八分、肉果一钱。

如身有疼痛，及身肿或风湿相抟，一身尽痛者，加羌活、防风、藁本各一钱、升麻、苍术各八分，勿用五苓散，所以然者，盖风药已能胜湿，故别作一服与之，如病去勿再服，盖风药能损人元气故也。

如心下痞，脉迟缓，加半夏、黄连、枳实各八分。

如脉弦，四肢满闭，便难，而心下痞，加柴胡、黄连各八分、青皮五分。

心下痞而呕逆，加生姜二片、黄连、陈皮八分，冬月加藿香、丁香七分。

心下痞，腹中气上逆者，是冲脉逆也，加黄柏五分、黄连五分。

中脘当心痛，加草豆蔻仁冬一钱，夏五分。

多吐白沫，胃口上停寒也，加益智仁八分。

如救胸水泻伏火，加白芍药一钱、黄连五分，秋冬不用。

男、妇发热，或扪之而肌表热者，此表症也，只服本方二三服，得微汗则凉矣。

又方

香砂养胃汤　治饮食所伤，脾胃不和，四肢困倦，发热。

人参一钱　白术一钱五分　茯苓八分　陈皮八分　半夏八分

甘草三分　厚朴八分　苍术八分　藿香八分　砂仁七分　枳壳八分　桔梗七分

上作一服，姜二片，枣一枚，水一钟半，煎八分，食远服。

伤酒，头痛，呕吐，加黄连、扁豆、川芎各八分、葛根一钱二分。

伤肉食，加草果、枳实、山查、麦芽各八分、砂仁五分。

伤豆粉、面食、辛辣、湿热之物，加黄连、连翘、山查、麦芽各八分、神曲八分、砂仁六分。

伤生冷、西瓜、乳酪、寒湿之物，加川乌、防风各五分、砂仁、白豆蔻仁各七分、丁香四分、干姜五分、山查一钱。

饮食间着恼闷不快，加香附一钱、木香、青皮、槟榔各五分。

湿痞满闷，加泽泻、萝卜子各八分。

病后多食心烦，加山栀一钱、黄连、枳实各五分。

食积作痛或痞积气块，加三棱、莪术各八分、枳实、官桂、白芍药、香附各一钱、木香、槟榔各五分。

翻胃，吐后作痛，加半夏曲、大腹皮、木香、干姜二味减半、扁豆、茱萸、炒过黄连各一钱、青皮五分。

又方

平胃散　去湿，强脾健胃。

厚朴一钱　苍术一钱五分　陈皮一钱　甘草五分

上作一服，姜一片，红枣一枚，水一钟半，煎八分，食远服。

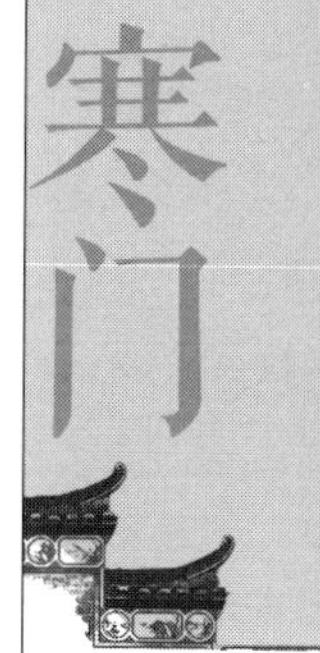

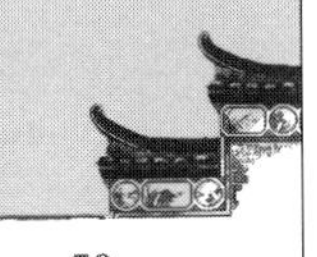

湿伤脾胃，或久泻久痢，胃弱者，加人参、白术各一钱五分、白茯苓一钱。

四时泄泻，加茯苓一钱、泽泻、诃子、肉果各八分，冬月加干姜五分。

四时赤白痢疾，加木香、槟榔各七分、黄连、枳壳、肉果各八分。

四时疟疾，加白术、人参、半夏、柴胡、黄芩各一钱、槟榔、草果、青皮、乌药各八分、乌梅三个，欲截，再加恒山一钱二分。

风痰，加南星、半夏各一钱、荆芥、细辛各七分。

头风，或旋运，加半夏、天麻各一钱、白芷、藁本各八分。

冷泪，及眼上风热，加木贼、荆芥、甘菊花各等分。

小便赤涩，加赤茯苓、荆芥、山栀、木通各等分。

气块，或痞，加白术一钱五分、枳实、三棱、莪术各一钱。

水气肿满，加桑白皮、大腹皮、茯苓、木通各等分。

冷热气痛，加茴香、木香各八分、山栀、香附各一钱、干姜炒黑、桂各五分。

肠风下血，加黄芩、枳壳、川续断、荆芥穗各等分。

素有痰涎，加半夏、茯苓各一钱。

腰痛，加杜仲、八角茴香各一钱。

膝痹，加兔丝子[1]、羌活、桑寄生各一钱。

---

① 兔丝子：今统用“菟丝子”。下同。

酒伤脾胃，加藿香、砂仁各七分、扁豆、黄连、半夏各八分、干葛一钱。

伤食，加豆蔻仁、砂仁、枳实、山查各八分、白术一钱。

遇久雨水湿，加白术、茯苓、泽泻各八分、桂四分。

胃寒，加干姜、肉桂各六分、丁香三分。

湿伤脾胃，困弱不思饮食，加黄芪、人参、白术各一钱。

伤寒时疫头痛，加防风、羌活、川芎各一钱、葱汁一盏、藿香、半夏各八分。

浑身拘急，有热，加地骨皮、麦门冬各一钱。

心下痞满不快，加木香七分、枳实一钱，去甘草。

咳嗽，饮食减少，加黄芪、白术、归身各一钱。

脉缓病急，怠惰嗜卧，四肢不收，或大便泄泻，此湿胜也，加人参、白术、黄芪各一钱、升麻三分、防风五分。

男、妇脾胃不和，心腹胁肋胀满刺痛，口苦无味，胸满气短，呕恶吞酸，面黄体重，怠惰嗜卧，骨节烦疼，自利，完谷不化，易饱易饥，霍乱，五噎八痞，反胃膈气，加白术、半夏曲、黄连、吴茱萸炒过，各一钱五分、木香五分、砂仁五分。

妇人腹痛，加木香一钱五分、乌药、当归、白芍药各一钱、官桂五分。

赤白带下，加川归、黄柏、黄芪、白术、白茯苓各一钱。

小儿呕吐泄泻，面黄肌弱，加山查、白术各一钱五分为末，米汤调下，每服二钱。

小儿吐逆频并，手足心热，不进乳食，加半夏曲、神曲、白术各一钱五分、山查二钱为末，每一钱，枣汤调下。

又方

参苓白术散 和中，健脾，消食。

人参去芦，一两五钱 白术炒，二两 砂仁炒，一两 甘草炙，五钱 白扁豆炒，一两 山药一两五钱 薏苡仁炒，一两五钱 桔梗炒，一两 白茯苓去皮，一两五钱 莲子去心，一两五钱

上为末，每服二三钱，食远清米汤调下，或蜜丸亦可。

本方一斤，加山查末半斤，名二妙调脾散，治大人小儿食积伤脾，泻痢，膨胀，呕吐，脾胃不和等症，有效此芜湖夏小儿家传方。

血不和，加当归一两五钱、香附一两。

气不和，加陈皮一两、木香五钱。

脾胃不快，呕吐，加藿香、半夏曲各一两。

胃寒，加干姜一两、肉桂五钱、丁香三钱。

泻后调理脾胃，加厚朴、苍术、陈皮各一两。

病后调理脾胃，加黄连、吴萸炒一两、木香五钱、石莲肉一两。

疟后调理脾胃，加陈皮、白芍药各一两、青皮五钱。

产后调理脾胃，加炒黑干姜七钱、当归、香附各一两。

膈症，脾胃虚损，加牛胎一具，为末，芦柴根捣汁，打淮安口子末糊为丸，红枣汤下，曾试有效。

又方

枳术丸 一运一动，一补一消，乃理脾之圣药也。

白术四两，陈土炒过去土不用 枳实去穰，麸炒，二两

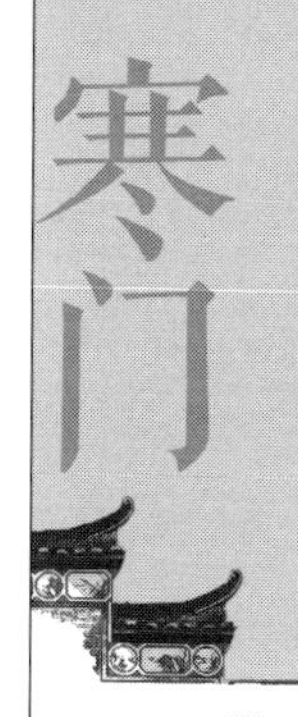

上为末，荷叶包老米饭煨熟，捣烂为丸，如梧桐子大，每服八十丸，食远清米汤送下。

有痰在膈上，满闷不快，加陈皮去白，一两、半夏姜制，二两，名橘半枳术丸。

破滞气，消积，开胃，进饮食，加木香一两五分，名木香枳术丸。

饮食太过，或食间着恼，以致心腹满闷不快，加香附一两，童便进炒、神曲、苍术、山栀、抚芎各一两五钱、木香五钱，名越鞠枳术丸。

伤肉食、湿面、辛辣、味厚之物，加黄连、大黄、黄芩三味俱酒蒸炒、山查、神曲、陈皮各二两、木香一两，名三黄枳术丸。

伤生冷并冷物，加苍术、半夏、陈皮各二两、草豆蔻、砂仁各一两、木香五钱、丁香三钱。

若元气素弱，食饮难化，食已即腹内不和，疼痛泄泻，此胃虚有寒也，加人参、白芍药、陈皮、山查、神曲各二两、木香、砂仁各一两。

素有痰火，胸膈郁塞，或吞酸吐酸，呕吐嘈杂，或酒积，或泄泻结痛，此皆湿热也，加木香各五钱、黄连吴萸炒、白芍药、陈皮各二两、生甘草五钱，夏加石膏二两，冬加干姜七钱，炒。

有食积痞块，坚硬在腹内者，加山查二两、黄连、厚朴、莪术、阿魏、昆布各一两、木香五钱、槟榔八分。

痞积气块在腹胁者，加黄连吴萸炒，一两五钱、木香一两、莪术、阿魏各一两五钱、瓦龙子煅，一两、鳖甲一两。

勉强多食，致心腹痞闷不快，加山查、神曲、陈皮各一两五钱、厚朴、砂仁各一两。

伤冷食不消，腹痛溏泻，加半夏、陈皮各一两、砂仁、干姜炮、大麦芽、山查各一两。

湿热痞闷，加茯苓、泽泻、连翘、萝卜子炒，各一两五钱。

心口胃脘痛，加干姜、砂仁各一两、丁香四钱。

素有痰火人，加半夏、橘红各一两五钱、白茯苓、黄芩、黄连各一两。

若胸膈不利，服辛香燥药，以致上焦受伤，胃脘干燥，而呕噎膈等症作矣，加黄连吴萸炒、山栀姜汁炒、白芍药、当归各一两五钱、石膏、桔梗各一两、生甘草五钱。

膈上顽痰胶结，及大便燥秘，加当归、白芍药、黄芩各一两五钱、枳壳、桔梗、石膏、玄明粉各一两、生甘草五钱。

若能食好食，但食后反饱难化，此胃旺脾阴虚也，加白芍药酒炒，二两、人参、黄连、香附各一两五钱、石膏一两、生甘草、木香各五钱。

老人脾虚血燥，易饱易饥，大便难，加白芍、当归各一两五钱、人参一两、山查、麦芽、桃仁去皮尖，另研，各七钱、升麻、甘草各五钱，此老人常服之药也。

泻痢后虚膨，加人参、白茯苓、陈皮各一两五钱、木香五钱。

小儿泻痢不止，加山查二两、诃子、肉果、黄连烧酒浸，炒，各一两、木香五钱。

小儿疳积，加胡黄连、使君[1]肉、山查各二两、芜荑一两。

小儿久疟，左胁有块，加山查，鳖甲各二两、青皮、白芥子各一两。

《脉症治方》卷之一终

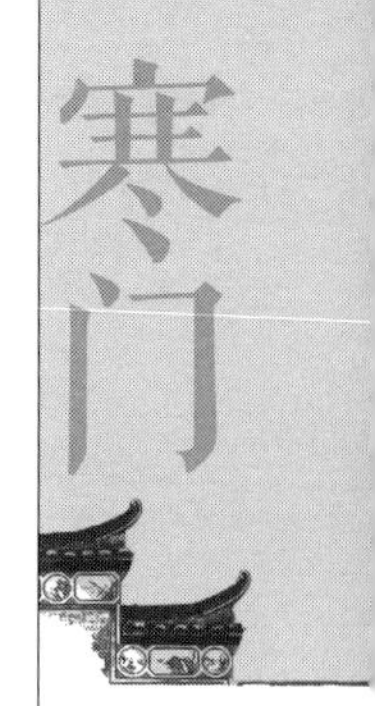

① 使君：原作“史君”，据本书医案第三十八案改。下同。

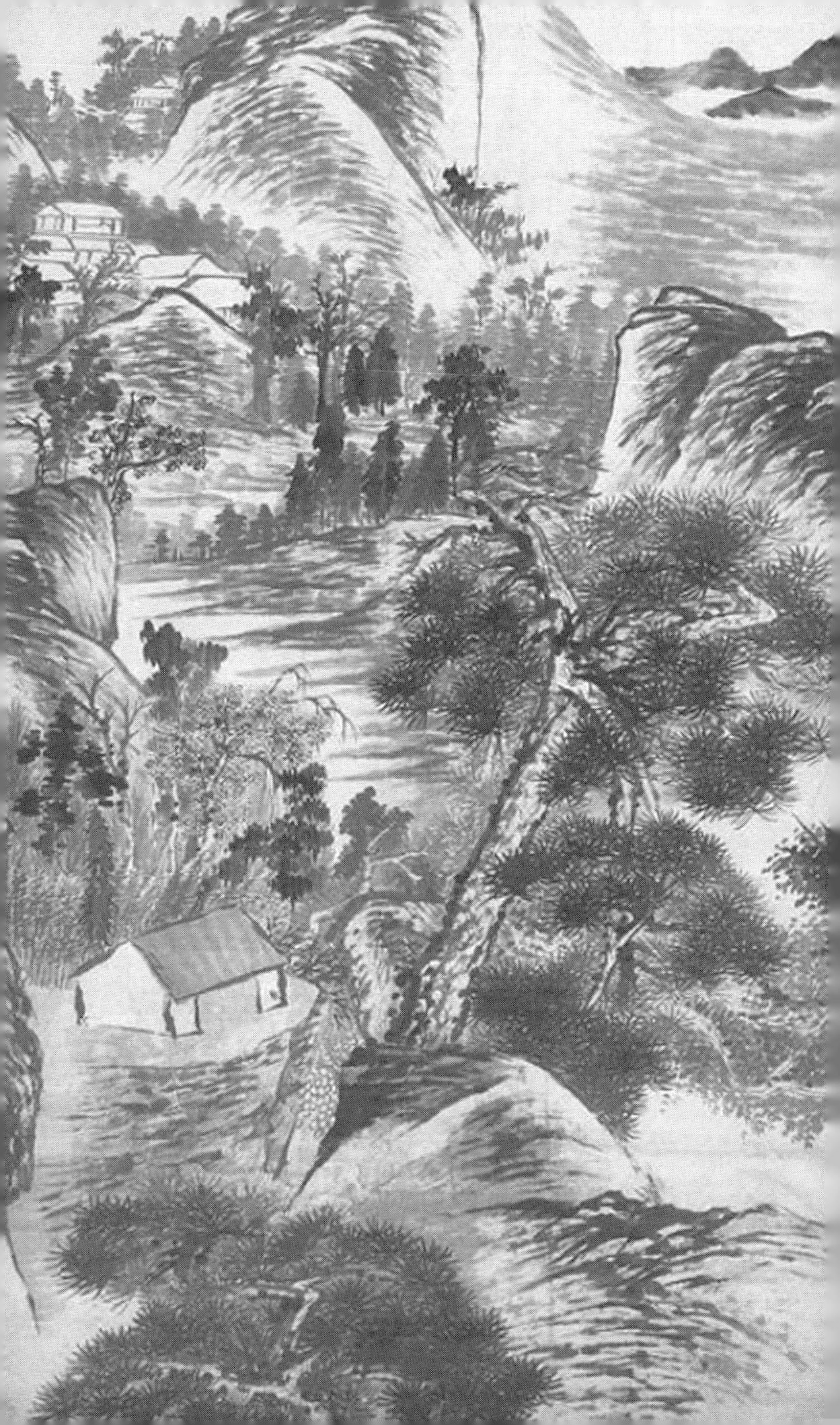

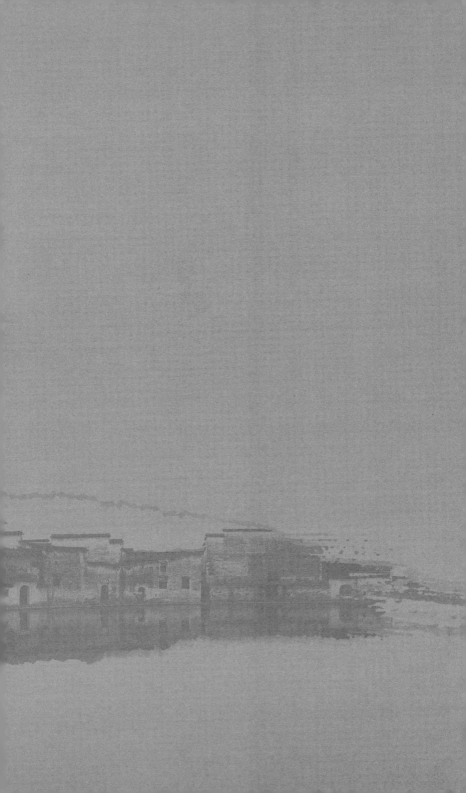

卷之二

暑门（伤暑　霍乱　泄泻　痢疾　疟疾）

伤暑（暑风附）

脉

《脉诀》云：脉虚身热，得之伤暑。脉浮自汗，或浮大而散，或洪而大，或弦细芤迟而隐，伏而弱，或虚迟无力，中得洪缓，皆曰暑病也，或浮而虚者，暑风也。

症

戴氏云：暑乃夏令炎暑也，有冒、有伤、有中，三者有轻重之分。或腹痛泄泻水者，胃与大肠受之。作呕者，胃口有痰，此二者冒暑也，宜黄连退暑热，香薷消蓄水。或身热头疼，燥乱不宁，或身如针刺者，为伤暑，此为热伤血分也，宜人参白虎汤，加黄芩、柴胡。或咳嗽，发热发寒，盗汗不止，脉数者，热在肺经，乃火乘金也，此为中暑，宜清肺，黄连香薷饮、清暑益气汤之类。急治则可，少迟则难治矣。暑风，乃相火行令也。感之自口鼻而入，伤心包络之经，故卒倒不省人事也，其脉虚浮，外症头疼、口干、面垢、自汗、倦怠、少气，或背寒恶热，名曰暑风也。

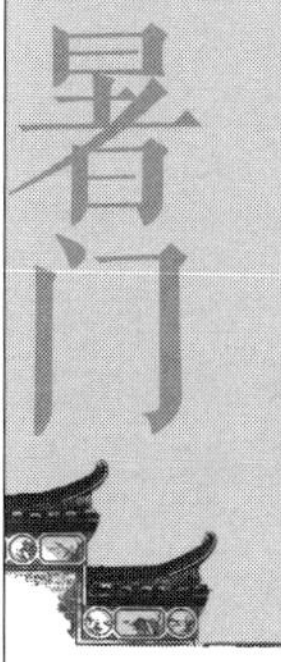

治

按洁古云：动而得之，乃辛苦之人。动而火胜，热伤气也，脉洪而大，宜人参白虎汤主之。静而得之，乃安乐之人。静而湿胜，火伤金位，脉沉而实，宜大顺散，或苍术白虎汤主之。有阴胜阳者，宜清暑益气汤，大抵暑症，只宜黄连香薷饮、清暑益气汤、五苓散、白虎汤等药。挟痰加半夏，虚加参、芪之类。暑风，有挟火、挟痰者，二陈汤加黄连主之。实者，可用吐法，昏迷不省人事者，先以苏合香丸，次以黄连香薷饮加羌活，或用双解散，加香薷尤妙。

方

黄连香薷饮　治暑症，自汗，烦渴而燥。

香薷三钱　厚朴姜制　扁豆姜炒，各二钱　黄连一钱五分

上作一服，用水二钟，煎一钟，井水沉冷服。

远行受热者，加人参、石膏、滑石各等分、甘草五分，此动而得之。

燥[①]渴引饮，自汗，脉沉，加人参一钱五分、麦门二钱、五味一钱，此静而得之。

虚烦身热，自汗，清暑益气汤。

伤暑挟痰，加半夏、南星各一钱，姜汁、竹沥传送。

呕吐，加干姜五分、藿香、半夏、陈皮各一钱。

---

① 燥：原作“噪”，据文义改。

挟泻，加五苓散五钱。

暑风，加防风、羌活各一钱，有痰壅盛，再加半夏、陈皮各八分。

又方

清暑益气汤 养脾，清肺，补中，行湿，夏秋治暑通用。

黄芪 人参 白术各一钱五分 当归 苍术 陈皮 麦冬各一钱 神曲 泽泻 黄柏各七分 青皮 甘草 升麻 干葛各五分 五味十二粒

上用姜一片，枣一枚，煎，食远稍热服。

暑泻，加厚朴、扁豆各一钱，去当归、麦门冬。

暑痢，加黄芩、黄连、槟榔、枳壳各八分、木香六分、乌梅二个。

暑疟，加柴胡、黄芩各一钱、川芎、草果各八分，倍用青皮。

暑渴，加石膏二钱、知母、粳米各一钱五分。

伏暑之时，头痛，身热，脚软，精神短少，四肢无力，不思饮食，怠惰嗜卧，俗呼为注夏，加白芍药、半夏各一钱、川芎七分，去泽泻、青皮。

暑风，加防风、羌活、荆芥穗、香薷各一钱，去泽泻、青皮、黄柏。

中暑，脉微迟，或隐伏，渴而下利，四肢厥冷，不省人事，本方加熟附一钱，以行参、芪之功，达于四肢，而自温矣，勿作寒治。

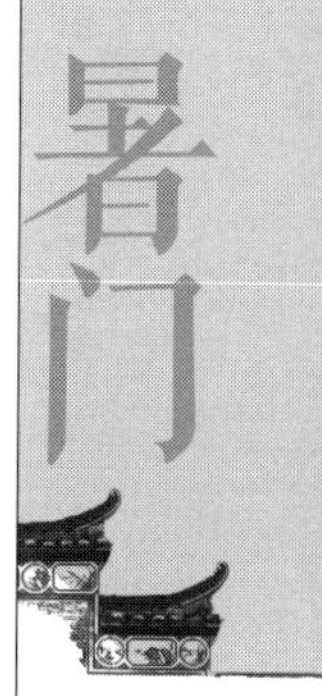

霍　乱

脉

六脉隐伏，右关弦滑，浮洪者可治。微而迟，气少不语者难治。两关弦缓者，乃木克土也，不急治则死。

症

陈无择云：霍乱者，心腹卒痛，呕吐下利，憎寒壮热，头痛眩晕。先心痛，则先吐；先腹痛，则先痢；心腹俱痛，吐痢俱作，甚则转筋入腹遂毙矣。盖此症乃阴阳反戾，清浊相干，阳气暴升，阴气顿绝。治之则宜温暖，切禁寒凉。转筋以阳明养宗筋，属胃与大肠，今暴吐下，津液顿亡，外感四气，内伤七情，饮食甜腻，攻闭诸脉，枯削宗筋，失养必致挛缩，甚则舌卷卵缩者，难治也。又有干霍乱者，忽然心腹胀满，绞刺疼痛，蛊毒烦冤，欲吐不吐，欲利不利，顷刻便至闷绝，最难治，死在须臾，以其升降不通故也。惟吐法最良，或下之亦妙，吐下后，以二陈加参、术调之。

治

霍乱，乃阳明症，宜和中平胃为主，治以生姜理中汤最妙。吐利转筋，胁下痛，脉弦者，木克土也，平胃散加木瓜主之。吐利转筋，腹中痛，体重，脉沉而细者，四君加白芍药、干姜主之。四肢厥冷，脉微者，附子理中汤主之。身热烦渴者，钱氏白术散。转筋者，男子宜以手挽其阴，女子以手牵其乳，此千金妙法也。大抵此症急无药，惟陈氏吐法最佳，后随症调理。

方

六和汤　治伏暑霍乱。

人参　白术　半夏　杏仁各八分　甘草四分　砂仁六分　藿香　木瓜　茯苓　扁豆　厚朴各一钱　香薷[①]一钱五分

上作一服，用生姜三片，枣一枚，水一钟半，煎八分，不拘时服。

不渴，腹痛，吐利，加干姜七分。

渴而腹痛，吐利，加干葛八分、泽泻、滑石各七分、麦门冬八分、五味五分。

转筋，加酒当归、酒红花各七分、黄芩八分。

四肢厥冷，脉微者，加干姜、附子各一钱。

又方

三因吐法　用治霍乱，并干霍乱，急无药者，此法极妙。

用极咸盐汤二升，热饮一升，刺口探令吐宿食尽。不吐更服，吐讫仍服，三吐乃止，此法胜于他法远矣。世俗鄙而不用，坐视其死，哀哉！吐后以二陈汤，加参、术调理，万

---

① 薷：原作“茹”，据《太平惠民和剂局方》改。

无一失。

泄　　泻

脉

右关脉弦大，或弦濡而滑，为泄泻，脉数疾为热，沉细为寒，弦而迟者气泄，心脉止者惊泄。《诀》云：下利微小即为生，脉大浮洪无瘥日。

症

经曰：春伤于风，夏生飧泄。又曰：湿多成五泄。戴氏云：有飧泄者，谓水谷不化而完出，湿兼风也；溏泄者，渐下污积粘垢，湿兼热也；鹜泄者，利下澄彻清冷，小便清白，湿兼寒也；濡泄者，体重软弱，泄下多水，湿自甚也；滑泄者，久下不能禁，因湿胜气脱也；若此有寒热虚实之不同，其可执一而治之乎？

治

按戴氏云：泻水腹不痛者，湿也，宜四苓散加二术。饮食入胃不住，完谷不化者，气虚也，四君子汤加白芍药、升麻。腹痛，泻水，肠鸣，痛一阵泻一阵者，火也，四苓散加芩、连、木通。或泻或不泻，或多或少者，痰也，二陈加苍、白术、海石、青黛、黄芩、神曲，或用吐法。腹痛甚而泻，泻后痛减者，食积也，轻者，保和丸，重者白术、枳实、山

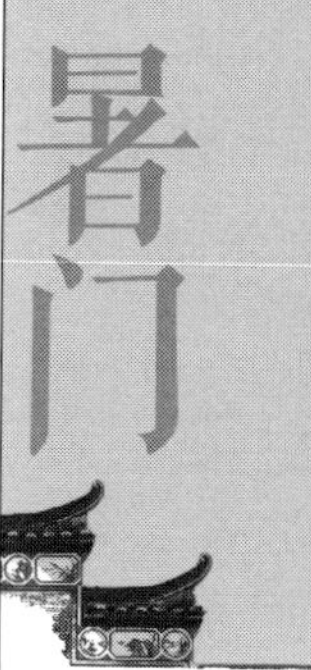

查、神曲、大黄，消而下之，后用参苓平胃散调之。大抵治泻通用胃苓汤，随症加减。

方

胃苓汤 治泻通用。

厚朴 苍术各一钱 白术一钱五分 陈皮八分 甘草炙，三分 茯苓八分 猪苓 泽泻 车前子各七分 桂三分

上作一服，姜一片，红枣一枚，水一钟半，煎八分，食远服。

夏秋之间，温热大行，暴注水泄，加黄连、扁豆各八分、升麻、山栀、木通各五分、白芍药一钱。

发热燥渴，加葛根、石膏、滑石各一钱。

黄疸，小便赤涩，加茵陈、石膏各一钱、山栀、木通、白芍药各八分。

饮酒便泄，此酒积也，加白芍药、黄连、扁豆、干葛各一钱，去桂。

寒月溏泄清冷，腹痛，或伤生冷饮食者，加神曲、麦芽、砂仁、益智、木香各七分、干姜五分。

久泻胃气下陷者，去猪苓、泽泻、车前子，加人参、黄芪、白芍药各一钱、升麻、柴胡、羌活、防风各四分。

久泻，脾胃虚滑不禁，加肉豆蔻一钱、诃子八分、木香、干姜各五分。

久泻，胃虚膨闷，干呕者，加藿香、砂仁、半夏、干姜各七分，去猪苓、泽泻、车前子。

热甚下泄如热汤者，加芩、连、木通、滑石各八分，去桂。

腹中疠痛，下泄清冷，喜热不渴，此寒泻也，倍桂，加干姜、肉果各八分、木香五分，寒甚者，附子理中汤方见寒门。

久泻谷道不合，或脱肛，此元气下陷，及大肠不行收令而然也，本方去厚朴、苍术、猪苓、泽泻、车前子，加人参、芍药、神曲、诃子、肉果、乌梅、五倍子各等分为丸，防风升麻汤下。完谷不化，属热，加芩、连、滑石各一钱。属气虚者，加人参、芍药、升麻各等分，去猪苓、泽泻、桂。

食积泻，加山查、神曲、麦芽、白豆蔻仁各一钱，甚者，枳壳大黄汤。

凡诸泻，本方春加防风、白芍药各八分，夏加黄连、香薷、扁豆各一钱，秋加藿香、槟榔、枳壳各七分、乌梅二个，冬加干姜、砂仁各七分。

又方

助胃丸 治大人小儿诸般泄泻。

厚朴 苍术 陈皮各一两五钱 甘草炙，四钱 猪苓 泽泻 茯苓各一两 白术一两五钱 桂三钱 肉果鸡蛋清炒，一两 山查二两

上为末，神曲二两，打糊为丸，如龙眼大，每服一丸，清米汤化下。

痢 疾

脉

脉滑，按之虚绝者，必痢也。寸浮数，尺濇，必下青脓

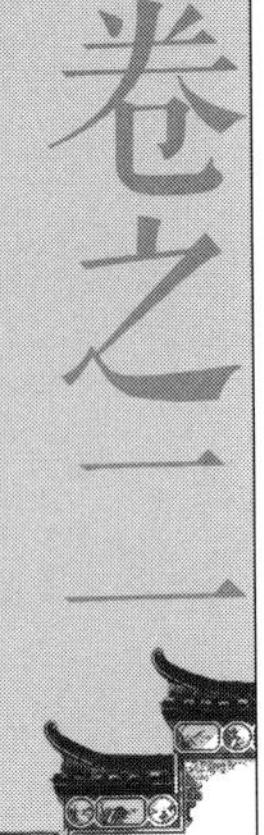

血。沉弦，必下重。脉数，若微发热，汗出者，自愈。脉微弱数，自止。脉沉小留连者，易治。数大身热者，难治。

症

痢者或脓或血，或脓血相杂，或肠垢，或无糟粕[①]相混，虽有痛、不痛、大痛之异，然皆里急后重，逼迫恼人者，谓之痢也。属湿、热及食积，三者，别青、黄、赤、白、黑五色以属五脏。白者湿热伤气分，赤者湿热伤血分，赤白相杂，气血俱伤。黄者食积，或云青绿杂色，是风与火。下如豆汁者，赤白相混，湿毒也。钱氏云：红、黄、黑皆热，青、白谷不化者为冷也。抑考其本，皆由肠胃所受饮食之积，余不尽行，留滞于内，湿蒸热秽，郁结日深，伏而不作，时逢炎暑，相火司令，又调摄失宜，复感酷热之毒，至秋阳气始收，火气下降，蒸热蓄积，而滞下之症作矣。以其积滞之滞行，故名滞下，即痢是也。其湿热秽积干于血分则赤，干于气分则白，赤白混下，气血俱受邪矣。久而不愈，气弱不运，脾积不磨，陈积既滑，下凝犹鱼脑矣。甚则脾胃空虚，开司失守，浊液迸流，色非一类，错杂混下，状如豆汁矣。若脾胃下陷，虚坐努责[②]，色如白脓矣。其热伤血深，湿毒积秽，粘结紫色，则紫黑矣。其秽浊积而欲出，气滞而不与之出，所

① 粕：原作“泊”，据文义改。
② 虚坐努责：指便意频繁，却排不出大便的现象。“责”，原作“箦”，据文义改。

以下迫窘痛，后重里急，数欲便而不能便，此皆大肠经有所途遏窒碍，气液不通故也，宜详审之。

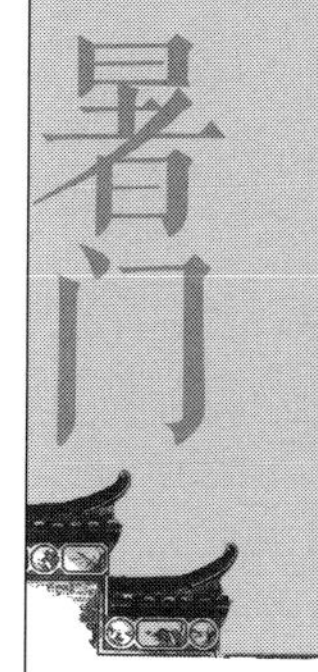

治

河间云：滞下症，属湿热郁遏肠所致。又云：无积不利，初起一二日，元气未虚者下之，枳壳、大黄之类，此通因通用法也。又云：行血则便脓自愈，当归、白芍药、桃仁、红花之类，调气则后重自除，木香、槟榔之类，切忌止涩。又云：后重则宜下，木香槟榔丸主之。腹痛则宜和，白术、白芍药、甘草、陈皮、当归之类。身重则宜温，姜、附之类。脓血稠粘，以重药竭之。身冷自汗，以重药温之。风邪内缩，宜汗之，防风、羌活之类。鹜溏为利者，温之，附子理中之类。在表者汗之，在里者下之。在上者涌之，谓吐也，在下者竭之，谓下也。身表热者内疏之，柴胡、葛根之类。小便涩者分利之，五苓之类。火热者寒之清之，芩、连之类。气滞者调之，木香、槟榔、枳壳之类。积滞者去之，枳实、厚朴、大黄之类。气虚而下陷者升举之，人参、黄芪、白术、甘草、升麻之类。血虚者补之，人参、当归、芍药之类。呕者和之，生姜、半夏、陈皮之类。噤口者，胃热也，人参、黄连补而清之。各从其类也，变症多端，难以枚举，姑撮其要，以俟知者。

方

加减黄芩芍药汤　治赤白痢疾。

黄芩炒　枳壳各一钱五分　白芍药炒，二钱　槟榔一钱　木香八分　甘草炙，三分　当归一钱　苍术一钱　厚朴八分　白术一钱五分　陈皮八分　黄连炒，一钱，三味乃痢必用之药

上作一服，姜一片，枣一枚，水二钟，煎一钟，食远服。

腹痛，加砂仁、木香各五分。

后重，加滑石一钱五分。

赤痢，加川芎、桃仁各一钱，再加当归五分，初欲下之，加大黄五钱或三钱，量虚实用。

白痢，加白茯苓炒、滑石各一钱，初欲下之，加大黄五钱，并量虚实增损。

赤白相杂者，并加上二药，盖芎、归、桃仁以理血，滑石、茯苓、陈皮以理气，初欲下者，亦加大黄五钱。

食积，加山查、枳实各一钱五分。

如白痢久，气虚胃弱，或下后未愈，减芩、连、芍药一半，去槟榔、枳壳、厚朴，加人参、黄芪、茯苓各一钱、砂仁、干姜各五分。

赤痢久，血虚胃弱，或下后未愈，减芩、连、枳壳三之一，加川芎、熟地黄、阿胶各一钱。

赤黑相杂，此湿胜也，或小便不利，及赤涩短少，加木通、泽泻、茯苓各一钱、山栀八分，以分利之。

血痢，加川芎、生地、槐花、地榆各一钱，添当归五分。

久不愈，减芩、连各七分，去槟榔、枳壳、厚朴、苍术，加阿胶、地榆、侧柏叶各一钱五分、荆芥穗五分，炒黑干姜七分。

痢已久，重不去，此大肠坠下，去槟榔、枳壳，加升麻、

荆芥穗各五分。

呕吐，加石膏一钱五分、半夏、山栀各一钱、入姜汁一盏，缓呷之，以泻胃口热。

痢而腹痛，加干姜、肉桂各七分。

痢久滑泄不禁，腹中已消，去槟榔、枳壳、厚朴，减芩、连一半，加诃子、肉果、粟壳各一钱、乌梅二个。

痢久气血两虚，元气下陷者，去芩、连、枳壳、槟榔、厚朴，加人参、黄芪各一钱五分、升麻、柴胡各五分。

痢而渴者，加麦门冬、滑石各一钱、五味十五粒、乌梅二个。

秋后痢，加扁豆、炒黑干姜、半夏各八分，减芩、连三之一。

春冬痢，加干姜、肉桂各七分、藿香、白豆仁、砂仁各八分、肉果一钱，减芩、连三之一。

痢而脉沉，四肢厥，自汗，下如鹜溏，或澄彻清冷者，寒也，减芩、连、槟榔、枳壳、厚朴、苍术，加人参、熟附子、干姜各一钱五分，以温之。

又方

加味香连丸　治赤白痢疾，里急后重，脓血稠粘者。

黄连去芦毛净，一斤，用吴茱萸半斤，烧酒半斤，湿透同黄连盒一时，炒干，去吴萸　木香四两，不见火　肉果六两，用鸡蛋清炒透　滑石六两，用牡丹皮三两同煮半日，去丹皮　当归二两，酒浸焙干　枳壳麸炒，二两　甘草炙，一两

上为末，每用粟米糊为丸，菉豆大，每服大人八十丸，小儿五十丸。赤，灯心乌梅汤下。白，生姜粟米汤下。

又方

参苓白术散 痢后调理甚妙方见内伤类。

本方加石菖蒲一两，木香五钱，为末，空心饮汤调服二钱。

疟 疾

脉

《脉诀》云：疟脉自弦，弦迟多寒，弦数多热，弦小紧者宜下，弦迟宜温，弦数宜汗，浮大而滑宜吐，洪数无力为虚，代散则死。

症

《内经》曰：夏伤于暑，秋必痢疟。盖先热后寒，名曰温疟。但热不寒，名曰瘅疟。经年不瘥，结成癥瘕，名为老疟，亦曰疟母。寒热身重，骨节烦疼，胀满自汗，为湿疟。寒热不除，但惨慽[①]振栗，病以时作，为牝疟。因伤食而得为食疟。一岁之中，长幼相似，谓之疫疟。愚按：《内经》明言夏伤于暑所致，何世医悉谓脾寒，而用温热之药。盖战栗恶寒者，火极似水，亢则害，承乃制故也。又按丹溪云：疟因暑邪舍于荣卫之间，腠理不密，复遇风寒，闭而不出，舍

① 慽：同“戚”。

于肠胃之外，与荣卫並[1]行。昼行于阳，夜行于阴，并则病作，离则病止。并于阳则热，并于阴则寒。浅则日作，深则间日。在气则早，在血则晏。渴者燥胜，不渴者湿胜也。《机要》云：在太阳经为寒疟，治多汗之。阳明经为热疟，治多下之。少阳经为寒热疟，治多汗之。此三阳经受病，谓之暴疟。发在夏至后处暑前，乃伤之浅者，在三阴经，则总谓之温疟。发在处暑后冬至前，乃伤之重者。此说良是，其三阴经则作于子午卯酉日，少阴疟也。作于寅申巳亥日，厥阴疟也。辰戌丑未日，太阴疟也。临症宜详辨之。

治

丹溪云：疟得于暑，当以汗解。或汗不得出，郁而成痰。宜养胃化痰，发汗为主，邪气得出，自然和也。无汗要有汗，散邪为主，带补，小柴胡，加川芎、苍术、升麻、葛根之类。有汗要无汗，扶正为主，带散，以参、芪、归、术、芍药、黄柏、麦冬、五味之类，补而收之。虚者，必用参、术一二贴托住，其气不使下陷，后随症用他药。大渴大热，头疼如破，小柴胡，去半夏，加川芎、石膏、知母主之。暑疟，宜人参白虎汤。有痰者，二陈加常山吐之。不食者，必从食上得，当以食治，平胃散加山查、神曲、草果、青皮主之。疟母在左胁下，令人自汗作痛，以青蒿、鳖甲为主，佐以三棱、

① 並：同“并”。

莪术、香附、青皮、桃仁治之。凡疟数发之后，便宜小柴胡，加常山、草果、青皮、乌梅截之，久则中气虚弱，病愈深而难治矣。

方

柴苓二陈汤 治诸疟，热多寒少者宜服。

柴胡 白术 苍术各一钱五分 人参 半夏姜制 黄芩各一钱 藿香 川芎 茯苓 陈皮 青皮各八分 甘草三分 厚朴七分

上作一服，姜三片，枣一枚，水一钟半，煎八分，食远服。

初发阴阳未分，加猪苓、泽泻各八分、桂四分。

若一日一发，午前者邪在阳分，加黄芪一钱，添茯苓、半夏各五分。

热甚，头痛，加石膏一钱五分、葱白汁二匙。

口渴，加石膏一钱五分、知母一钱、麦门冬一钱。

间日，或三日，午后，或夜发者，加当归、芍药、地黄、知母各一钱、酒红花、酒柏、升麻各四分，此邪在阴分，提起阳分，方可截。

若间一日，连二日，或日夜各发者，气血俱病，加黄芪一钱，添人参、茯苓各五分以补气，加当归、芍药、地黄各一钱五分以补血。

阳疟多汗，加黄芪一钱五分以敛之，无汗，加葛根一钱五分以发之。

阴疟多汗，加当归、芍药、地黄、黄柏、知母各二钱以敛之，无汗，倍柴胡、苍术，加升麻七分、葛根一钱五分以发之。

胃弱食少，或服截药，伤脾胃，食少者，添人参五分、芍药酒炒、麦芽各一钱、砂仁五分、扁豆八分。

若因食积者，加山查、神曲、枳实、草果各一钱、黄连四分。

瘴疟，加槟榔、知母、葛根、白芷各一钱、乌梅三个。

疟后变痢疾，补虚清热为主，添人参五分，加砂仁七分、扁豆、黄连各一钱、木香七分、当归一钱二分、芍药一钱五分、槟榔七分、乌梅二个。

若欲截之，加常山一钱五分、槟榔、草果各一钱、乌梅七个，水二钟煎，空心服。

若日久虚疟，或痎疟，连岁不已，本方，去厚朴、苍术、川芎、藿香、青皮，减柴胡、黄芩一半，加黄芪、当归各一钱五分、白芍药、知母、青蒿、地骨皮各一钱、鳖甲九棱或七棱者，炙，二钱。

热多寒[①]少者，或大渴者，加石膏一钱五分、知母、葛根各一钱、麦冬、山栀各八分，添黄芩五分。

寒多热少，或但寒不热，加丁香七分、官桂一钱、干姜一钱、草果一钱。甚者，加附子一钱，减柴、芩一半。

春疟，加防风、干葛、白芷各一钱。

夏疟，加黄连、扁豆各一钱、香薷一钱五分、麦门冬一钱、

① 寒：原作“枣”，据文义改。

五味五分。

秋疟，加知母、归身、贝母、杏仁、麦冬各一钱。

冬疟，加杏仁一钱、桂枝八分、干姜七分，寒多更加丁香五分。

若日久寒热不多，或无寒而但微热者，邪气已尽，夏月用清暑益气汤，余月用补中益气汤，加麦冬、黄柏、知母各八分，滋补气血，截后调理，亦同此条。

又方

截疟丹　截诸疟神效，历试有验。

人参二两，去芦　雄黄一两六钱，另研　辰砂六钱，另研

上三味各为末，称定，于五月五日取五家粽为丸，豆大，大人十丸，小儿五丸。发日，五更空心无根水煎青蒿汤送下，忌生冷、鸡、鱼一月。

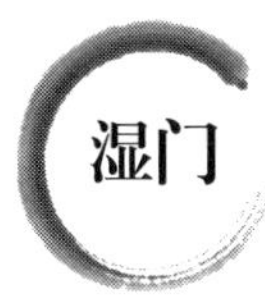

湿门（伤湿　肿胀　黄疸　诸痛　喘嗽）

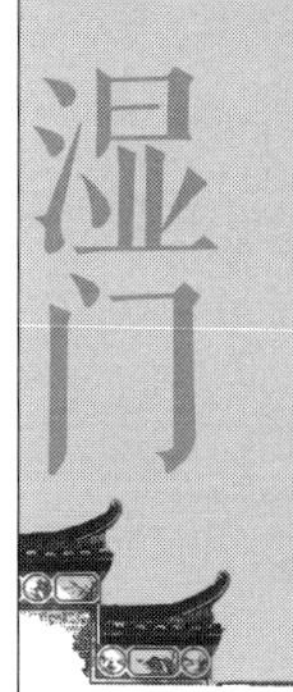

伤湿（附痞痹脚气）

脉

沉细微缓，或濇或濡，皆为湿脉。浮濡为风湿，沉濇为寒湿，滑疾，身热，烦喘，胸满，口燥，发黄，为湿热自甚，洪而动，湿热为痛。

症

《内经》云：地之湿气，感则害人皮肉筋脉。又云：诸湿肿满，皆属于脾土。按戴氏云：东南地下，多阴雨，地湿，凡受多从外入，多从下起，腿肿脚气者多，治当汗散，久者宜疏利，渗泄。西北地高，多食生冷，湿面、乳酪、鱼肉、辛香、炙煿之物，或饮酒后，寒气拂郁，湿热之邪，不能发越，故作肿胀，甚则水气胀满，通身浮肿如泥，按之不起。此则自内出也，辨其多少，通利二便而渗泄之。贾氏云：湿为土气，火热能生湿土，故夏热而万物湿润，秋凉则万物干燥，湿本不自生，因热拂郁而不能宣行，故停滞而生湿也。况脾脆弱之人，易于感冒，岂必水不流而后为湿哉，人只知风寒之威严，不知暑湿之炎暄，感人于冥冥之中也。治湿之法，宜理脾清热，利小便为上，故曰治湿不利小便，非知治也。

治

丹溪云：六气之中，湿热为病，十居八九。湿有自外入者，谓阴雨地湿，皆自外入，宜微汗散。经曰：湿上甚而热，治以苦温，佐以甘辛。以防风、羌活、白术、苍术、茯苓、甘草，微汗为动而已，不欲汗多，故不用麻黄、桂枝等剂。湿在中下，宜淡渗利小便也。在下宜升提，贾氏谓治湿用葶苈木香散，煎下神芎丸，下水湿，消肿胀，利小便，理脾胃，无出乎此，亦妙法也。

方

加味五苓散　治诸湿身重，小便不利。

白术二钱　白茯苓一钱五分　猪苓一钱　肉桂五分　泽泻　苍术各二钱　羌活一钱五分

上作一服，姜一片，枣一枚，煎服。

如湿在上，肩背疼，头重项强者，加防风、白芷各一钱、升麻五分，微汗之。

湿在中，腹胀脐突，小便不利，加木通、姜皮各一钱五分。

湿在下，腰膝痛，足重不能移，加薏苡仁二钱、木瓜、汉防己、黄柏各一钱。

湿热郁成黄疸，两眼及遍身如金色者，加茵陈、石膏各二钱。

寒湿在下，腰重足痛，加酒防己、附子各一钱。

湿症汗多者，加黄芪一钱、桂枝、当归各七分、麻黄根一钱五分。

风寒湿三气合而为痹，手足缓弱，肌体不仁，加防风、防己、当归、牛旁子、威灵仙各等分。

诸痿因肺热所致，加人参、黄芪、生地黄、麦门冬、防己、黄柏各一钱、五味子十五粒、薏苡仁一钱五分。

风湿相抟，一身尽痛，手足痿痹，加防风、白芷各一钱、当归一钱五分、乌药、五加皮各一钱二分、木香五分。

臂痛，加当归一钱五分、白芍药、防风、川芎、白芷各一钱、升麻五分，去猪苓、泽泻、桂。

脚气，防己、当归、木瓜各一钱五分、黄柏、防风、白芷各一钱、槟榔、苏叶各七分，去猪苓、泽泻，忌补剂，并洗。

诸湿浮肿，并水气上多者，加防风、白芷各一钱五分、麻黄一钱，以汗之。下多者，加茯苓皮、生姜皮、大腹皮、五加皮各一钱、木通一钱五分以利之。

暑湿熏蒸，令人燥闷，自汗烦渴，加香薷二钱、黄连、扁豆、厚朴各一钱，去羌活，名薷苓汤。

麻木属气虚湿痰及死血，加人参、黄芪、当归各一钱二分、白芍药、防风、白芷各八分、柴胡、升麻各五分、黄柏、半夏各一钱。

四肢百节走痛，名痛风，在上，加川芎、白芷、酒芩、桔梗各八分、当归一钱、威灵仙一钱、桂枝七分，去猪苓、泽泻。在下，加当归一钱五分、牛膝、陈皮、桃仁、木通、黄柏、防己各一钱，去羌活，加川独活七分。

两手挛急，加半夏、当归、防风、天麻、白芷各一钱，去猪苓、泽泻、桂。

两脚挛急，加当归、杜仲、黄柏、木瓜、牛膝、薏苡仁各一钱五分，去羌活。

走注疼痛，加当归、川芎、威灵仙各一钱、木香、枳壳各七分。

脚跟痛，加当归、白芍药、薏苡仁各一钱五分、知母、黄柏、牛膝各一钱，去羌活，加独活。

肿胀（肿即水肿，胀即肿满）

脉

脉沉而濡，或浮而数者，为水肿。弦而实，洪而数者为胀满。两关弦缓，两尺紧濇，皆为肿胀。浮大者可治，沉细而濡者难治，唇肿齿焦，脐肿凸出，掌内无纹者，皆不治。

症

《内经》曰：诸湿肿满，皆属于脾。又曰：诸胀腹大，皆属于热。盖肿胀之症，起自中宫，由土虚不能制水，水渍妄行，故通身面目手足皆浮肿，名曰水肿。或腹大如鼓，而面目四肢不浮者，名曰胀满，又名鼓肿，皆脾上湿热为病，肿轻而胀重也。

治

按丹溪云：宜补脾，又须养肺以制木，使脾无贼邪之患，滋肾水以制火，使肺得清化之源，却盐味以防助病邪，断妄想以保母气，无有不安。仲景云：腰以上肿者，宜汗之，麻黄、桂枝之类；腰以下肿者，宜利小便，五苓散之类。大概宜补中、行湿、利小便，切不可下，当以人参、白术、茯苓为主，佐以陈皮、黄芩、麦门冬以制肝木，厚朴、苍术以消胀气。不运，加木香、木通以行之。气下陷，加升麻、柴胡以提之。血虚，加补血药。痰盛，加利痰药。随症加减，用无不效。

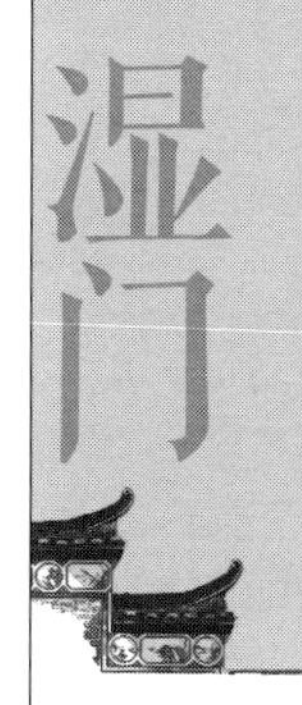

方

索矩三和汤 治肿胀。

白术二钱 陈皮一钱 厚朴 苍术各一钱五分 甘草二分 木通一钱五分 紫苏 槟榔各七分 海金砂一钱

上作一服，水一钟半，灯心二分，同煎，食远服。

气虚，加人参、白茯苓各一钱五分。

血虚，加当归、白芍药各一钱五分。

腰以上肿者，加麻黄二钱、杏仁一钱、防风一钱以汗之。

腰以下肿者，加茯苓一钱五分、猪苓、泽泻、木通各一钱以利之。

恼怒，加香附一钱五分、青皮五分、木香三分。

小便不利，加泽泻、山栀各一钱、木通一钱五分。

大便溏，加人参、厚朴各一钱、苍术、白芍药各一钱五分。

腹胀大而坚者，加萝卜子、莪术各一钱。

有痰，加半夏、茯苓各一钱五分。

有热，加黄芩、山栀、麦门冬、木通各一钱。

元气下陷，加升麻四分、柴胡五分。

又方

中满分散丸　治中满气胀水肿。

黄芩酒炒　黄连姜汁炒　枳实麸炒　半夏姜制　白术　白茯苓不去皮　人参　陈皮　厚朴　苍术各一两　猪苓　泽泻去毛　姜黄　干姜　砂仁　知母各五钱

上为末，炊饼为丸，梧桐子大，每服百丸，滚白汤送下。

黄　疸

脉

脉多沉数，渴欲饮水，小便不利，皆发黄也。脉浮紧，乃因暴热入冷水，热伏胸中，身面目悉如金色，名曰黄疸。脉紧数，乃饥发热，大食伤胃，食则腹满，名曰旻疸。阳明病脉迟者，食难用饱，饱则发烦，头眩者，小便难，欲作谷疸。脉沉弦，或紧细，因酒百脉热，当风入水，懊侬，心烦，足热，名曰酒疸。脉浮者，先吐之，脉沉弦者，先下之。寸脉微而弱，微则恶寒，弱则发热。当发不发，骨节疼痛，当烦不烦，而极汗出。趺阳脉缓而迟，胃气反强，饱则烦满，满则发热，客热消谷，食已则饥，谷强肌瘦，名曰谷疸。尺脉紧为伤肾，趺阳脉紧为伤脾，风寒相抟，食已则眩，谷气不消，胃中浊气下流，小便不通，阴被其寒，热流膀胱，身体尽黄，名曰谷疸。脉浮紧，乃大热交接入水，肾气虚流湿于脾，额黑，日晡热，小腹急，足下热，大便黑，时溏，名曰女劳疸。腹如水状不治。

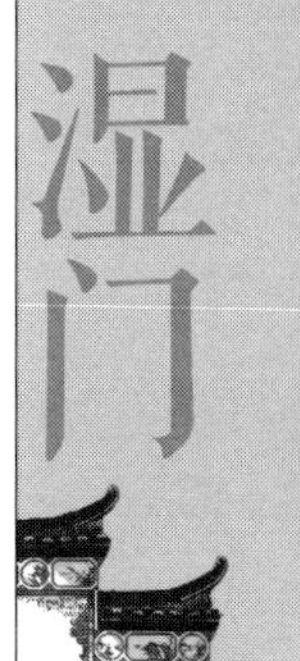

症

《内经》曰：中央黄色，入通于脾。夫黄疸为病，肌必虚肿而色黄，盖湿热郁积于脾胃之中，久而不散，故其土色形于外。盖脾主肌肉，肺主皮毛，母能令子虚，母病子亦病矣。丹溪云：不必分五疸，同是湿热，如盦[①]曲相似。外有伤寒热，病阳内实，当下而不得下，当汗而不得汗，当分利而不得分利，故使湿热拂郁内甚，皆能令人发黄也。

治

病虽有五，同是湿热，治宜渗湿清热，五苓散，加茵陈、黄连之类。食积者，量其虚实下之，其余但利小便，小便利，则黄自退。在上者，尤宜发汗为佳。

方

茵陈五苓散　治湿热发黄。

白术二钱　茯苓一钱五分　猪苓一钱　泽泻一钱　桂枝八分　茵陈三钱

上作一服，用姜三片，枣一枚，灯心一弹丸，煎服。

湿甚，加苍术二钱、厚朴一钱。

热甚，加黄连一钱五分、山栀一钱。

痰甚，加半夏一钱五分、枳实一钱，或用吐法。

---

① 盦：原作“盒”，据《丹溪心法·卷三·疸三十七》改。

食积，加山查、神曲、三棱、莪术各一钱五分、针砂、枳实各一钱，共为丸妙。

酒疸，加葛根、黄连各一钱五分、郁金、石膏各一钱。

谷疸，加厚朴、枳实、栀子各一钱、大黄二钱五分。

脾胃不和，黄肿，小便赤涩，加滑石一钱五分、厚朴、苍术、陈皮各一钱。

肾疸，目黄，小便赤涩，加黄柏、苍术各一钱五分、桂五分。

黄疸，脉沉细而迟，肢体逆冷，腰以上冷汗，本方去猪苓、泽泻，加干姜、附子各一钱五分、甘草五分。

发黄而喘，加桑白皮、黄芩各一钱五分、葶苈子炒一钱。

瘀血发黄，加当归、桃仁各一钱五分、犀角一钱，去猪苓、泽泻。

诸黄，小便自利，不渴，加黄芪、桂枝、白芍药、甘草减半，余各等分，去猪苓、泽泻。

诸黄，小便不利而渴，加麦门冬、山栀、木通各一钱五分、滑石一钱。

妇人小儿诸疸同，大人加减用。

诸痛（头、心、脾、腹、胁、腰、背是也）

脉

诸痛脉弦紧，痛甚则沉伏，兼浮者风，兼沉者气，兼数则热，兼迟则寒。两寸弦滑，头痛。两寸浮紧，伤寒头痛。浮缓，伤风头痛。《脉诀》云：头痛短濇应须死，浮滑风痰病易除。仲景云：头痛脉浮紧属太阳，弦细属少阳，浮大而长属阳明，沉属太阴，沉细属少阴，沉缓属厥阴。东垣《头痛论》宜考。阳微阴弦，短而数者，心痛。左寸弦紧，胃脘当心而痛。右寸滑而实，胃脘痰积而痛。两关弦大而芤者，死血。沉细而迟者可治，浮大弦长者难治。两关脉弦为脾，疼痛必当心连于两胁。腹痛脉多细小紧急，阴弦则腹痛。尺脉弦急，小腹痛。尺脉紧，脐下痛。两尺短濇属血虚，两尺沉微属气虚。弦为食，滑为痰。细为湿，数为热，迟为寒。细小而迟者生，浮大而疾者死。两手脉双弦者，肝气有余，两胁作痛，沉濇属郁，细紧或弦者怒气，腰痛之脉，多沉而弦。兼浮者风，兼紧者寒，濡细为湿，实则挫闪。左尺脉大为肾虚，濇为瘀血，滑疾为痰。脉促上击者，肩背痛，寸关洪而大，沉而滑者，皆主肩背痛。

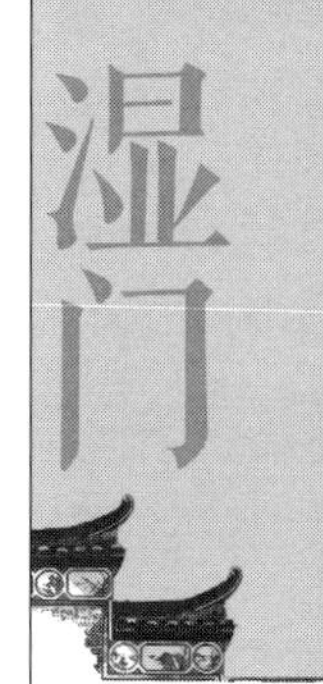

症

头痛之候，东垣论之详矣。按东垣云：东风生于春，病在肝，腧在颈项，故春气者病在头。又诸阳会于头面，夫风泛上受之，风寒伤于上，邪从外入，客于经络，令人振寒头痛，身重恶寒。治在风池、风府，调其阴阳，不足则补，有余则泻，汗之则愈，此伤寒头痛也。头痛耳鸣，九窍不利者，肠胃之所生，气虚头痛也。心烦头痛者，病在耳，过在手，巨阳少阴，乃湿热头痛也。如气上不下，头疾颠疾，下虚上实也，过在足少阳，巨阳甚则入肾，此寒湿头痛也。如头半寒痛者，先取手少阳阳明，此偏头痛也。其真头痛者，甚则脑甚痛，手足寒至节，死不治。有厥逆头痛者，所犯大寒，内至骨髓，髓者以脑为主，胸逆故令头痛，齿亦痛。凡头痛皆以风药治之者，以风药能上行也。又有伤风头痛，或半边偏疼，皆因风冷所伤，遇风冷即发，其脉浮。食积痛者，因胃中有阴冷宿食不化，上攻而疼。其脉右寸紧盛，气虚者，因下部气虚上攻，温温而痛。异乎邪毒所致，其脉浮，症各不同，宜详辨而治之。

丹溪云：心痛即胃脘痛。有热厥、寒厥、大实、死血、食积、痰、虫之类。《机要》云：热厥心痛，身热足寒，甚则烦躁而吐，额自汗出，脉洪可汗，刺太溪、昆仑。寒厥，心痛手足逆，通身冷汗，便溺清利，不渴，气脉微弱，可温，术附汤。厥逆心疼者，寒邪伤心包络也，良姜、菖蒲辛热之剂主之。大实心痛，卒然发痛，大便或秘，久而注闷，心腹高起，按之则痛，不能饮食，可下，煮雄丸利之。虫痛者，痛则懊恼发作，肿聚往来，上下行痛，有休作，痛定即能食，时作时止，涎出，呕清水，面色乍青乍白乍赤，是痰者。隐然痛，而小便不利，得辛热汤则暂止也。戴氏又云：死血痛者，痛有常处，不动移者是。食积痛者，痛甚欲大便，便后痛减者是，宜详审之。

脾疼者，起于心口，连于两胁，呕吐不食，乃肝木火甚，乘于脾土也，亦有挟痰与火者，大抵因七情所触者多。

腹痛，丹溪云：有沉寒、积热、死血、气滞、食积、虫、痰之异，亦有风寒暑湿，冷热泻痢，脚气五脏血气攻刺，积聚疝瘕淋秘，饮食客忤等痛，必审虚实而施治也。戴氏又云：

绵绵痛而无增减者寒也；时作时止者热也；脉微自汗，得食而略定者虚也，宜补；脉弦实，大痛不休者实也，宜下；或上或下或往或来，痛无定处，喜温而恶寒者气也，宜散其余。死血、食积、痰、虫，皆与心痛相类，故不细录，宜详辨之。

胁痛，左属肝有余，右属肺不足。有余则乘脾土，土虚则不能生金，金不足，则木无所制，而反欺土，故治必以制肝为主。丹溪云：有肝木气实、火盛、有死血、有痰、有郁。注云：木气实火盛者，或因怒气伤肝，肝气大逆，或风中于肝，皆使木气实生火，火盛则肝急而胁痛。死血者，因瘀血恶血，血停留于肝，归于胁下，而痛多在左，其候则自汗而痛，按之益甚。痰者，因痰积流注于厥阴之经，亦使胁下痛，肺病则咳而急引胁下痛。郁者，因谋不决，或因怒气逆于经络而不散，亦令胸胁作痛，须详别之。

腰痛，戴氏云：久痛不已者，肾虚也。日轻夜重者，瘀血也。遇天阴雨而痛，或久坐而痛者，湿也。四肢缓，足寒逆，腰冷如冰，冷汗精滑扇痛，是湿热也。大抵因于房室过伤而肾虚者为多，盖肾虚则火旺，火旺则阴愈消，不能营养，故作痛也，久而不治，则成骨痿。盖腰者，肾之府，乃一身之大关节。故经曰：转摇不能，肾将惫矣。又或六气乘虚而外入，七情感触而内伤，如恣志伤肾，郁怒伤肝，或负重损伤，或行走挫[①]闪，瘀血蓄而不行，皆使气停血滞，着而成

① 挫：原作"脞"，据文义改。

病矣。

肩背痛，因风热乘肺太阴经，肺气郁甚不行，病则颊颔肿，颈项肩臑肘臂外后臁痛。汗出，小便数而欠者，皆风湿乘肺也。小便遗失者，皆肺金虚也。痛不可回顾者，此太阳经气郁而不行，以风药散之。脊背项强，腰似折，项似拔，此是太阳经不通。如身重沉沉然，此寒湿也，宜疏风、胜湿、泻火、和血、顺气。若伤湿流于关节，遍身尽痛者，治如上法。

治

按东垣治法云：头痛之候，惟多以风药治效者何？盖高巅之上，惟风可到，故味之薄者，乃阴中之阳，自地升天者也。然亦有三阴三阳之异，故太阳头痛恶风，脉浮紧，川芎、羌活、独活、麻黄为主。少阳经头痛，脉弦细往来寒热，小柴胡为主。阳明头痛，自汗，发热恶寒，脉浮缓长实者，升麻、葛根、石膏、白芷为主。太阴头痛，必有痰，体重，或腹痛，为痰癖，其脉沉缓，苍术、半夏、南星为主。少阴头痛，三阴三阳，经不流行而足寒气逆而寒厥，其脉沉细，麻黄、附子、细辛为主。厥阴头项痛，或吐痰沫，厥冷，其脉浮缓，吴茱汤主之。血虚头痛，川芎、当归为主。气虚头痛，人参、黄芪为主。气血俱虚，调中益气，少加川芎、蔓荆子、细辛之类。又白术半夏天麻汤，治痰厥头痛药也。清空膏乃风热头药也。羌活附子汤，厥阴药也。如湿气在上者，以苦药吐之，全在活法，不可执方而治。

心痛，丹溪云：须分新久，若明知身犯寒气，口食冷物，于初得之时，便宜温散，如草豆蔻丸之类，稍久，则成郁热，《原病式》中论之详矣。若欲行温散，宁无助火为病乎？故古方多以山栀为主，加热药为向导，则邪易伏，病易退，正气复而愈矣。以二陈加川芎、苍术、干姜、焙栀子[①]，煎服，予曾试验极妙。大实心痛者，金花丸主之，或煮雄丸下之。死血痛者，桃仁承气汤下。食积痛者，备急丸主之。痰者吐之，藜芦末一钱，入虾汁半碗，探吐得痰尽为妙。虫痛者，理中汤加乌梅主之，或苦楝根、锡灰、槟榔、鹤虱草之类，为丸治之。

脾疼者，制肝扶脾为主，越鞠二陈汤加海石丸服效。

腹痛，属寒者宜温，吴茱萸、干姜之类，甚者四逆汤。属热者，清痰降火，二陈、芩、连、山栀、白芍药顺气，木香、槟榔、枳壳、香附或越鞠丸，加木香、槟榔亦可。死血者行血，川芎、当归、桃仁、红花、木香、玄胡索，甚者，桃仁承气汤下之。食积痛，宜消导之，白术、白芍药、木香、砂仁、青皮，煎汤吞下保和丸，甚者，木香槟榔丸下之。痰者，二陈加枳实、山栀。虫痛者，苦楝根、槟榔、鹤虱之类，或理中汤，加乌梅亦佳。其余风、寒、暑、湿、泻、痢、时气、五脏攻刺、疝、瘕、淋、秘等腹痛，自有本条。大抵腹

---

① 以二陈加川芎至焙栀子：《丹溪心法·卷四·心脾痛七十》作“或用二陈汤加川芎、苍术，倍加炒栀子。”

痛宜分三阴部而治，中脘太阴，脐腹少阴，小腹厥阴。初起必推荡之，虚与久病，宜升宜消。

胁痛，肝木气实火盛，白芍药、当归、山栀、川芎、龙胆草、柴胡、青皮或泻青丸。死血宜行血为主，润血为佐，桃仁、红花、牡丹皮、川芎、当归、香附、青皮、玄明粉、大黄润而下之。痰者，二陈加南星、白芥子、枳实、香附、川芎。郁用越鞠丸，加青皮。咳而痛，二陈加青黛、瓜娄、姜汁。右胁痛，二陈加枳壳、片芩、贝母。两胁痛，发寒热者，小柴胡汤加青皮。诸胁痛，必以柴胡、枳壳、青皮为主。

腰痛，肾虚者最多，大补阴丸，加杜仲、牛膝、枸杞子、五味子、猪脊髓丸服，或用青娥煨肾丸。房劳精不足者，班龙丸。痰者，行痰，香附、半夏、贝母。湿者，燥湿，杜仲、苍术、桑寄生、川独活、黄柏之类。瘀血者，顺而消之，当归、杜仲、木香、桃仁。郁怒忧思而痛者，当归、贝母、香附、侧柏叶、杜仲、黄柏。大抵诸腰痛，不宜补气药及寒凉药。亦有外感因虚而袭，如太阳、少阴多中寒，阳明、太阴多燥湿，少阳、厥阴多风热，临症尤宜详审。腰胯痛，多是湿痰流注经络，故气不和而痛，宜苍术、黄柏、木瓜主之。肾着者，体重腰冷如冰，饮食如故，小便自利，此下伤寒湿所致，宜渗湿，兼温散理中，去人参，加苍术、茯苓主之。

肩背痛或一身尽痛，皆风寒湿热乘肺也，宜通经络，益元气，散风泻火，宜羌活胜湿汤，加附子、防己主之，或拈[1]痛汤亦好。

方

加味芎归汤 治诸头痛，依后加减。

川芎一钱 当归一钱五分 柴胡一钱 半夏一钱五分 甘草三分 防风八分 羌活八分 黄芩 黄连各一钱，酒浸，炒

上作一服，姜三片，煎，食后服。

太阳经头痛，加麻黄一钱五分、葱白五根，倍羌活，去黄连。

少阳经头痛，倍柴胡，去羌活、黄连。

阳明经头痛，加升麻五分、石膏一钱五分、白芷八分。

太阴头痛，加苍术、白术各一钱□[2]分、南星一钱、天麻八分。

少阴头痛，加细辛七分、蔓荆子一钱，去黄连。

厥阴头痛，加干姜七分、吴茱萸八分，去羌活、芩、连。

血虚头痛，加天麻、白芍药、生地黄各一钱，去羌活、柴胡、黄连。

气虚头痛，加人参、黄芪各一钱，去羌活、柴胡、芩、连。

气血俱虚，加参、芪、白术、天麻各一钱五分、熟附五分、蔓荆子八分、细辛五分，去羌活、柴胡、黄连。

火盛头痛，依本方，加石膏二钱、酒蒸大黄三钱。

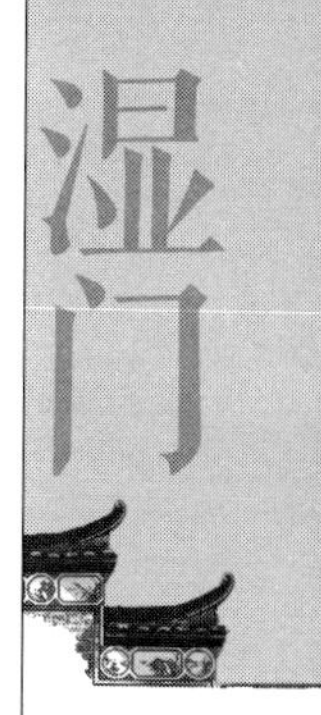

---

① 拈：原作"粘"，据本书附载名方暑湿门方改。
② □：脱一字。

痰厥头痛，加南星、石膏各一钱五分，倍半夏，甚者，吐法效。

诸头痛，加入川芎、藁本、蔓荆子、白芷、细辛，并用此五味足矣。

又方

越鞠二陈汤　治心痛，胃脘痛，脾疼，腹痛，胁痛，并宜加减用之。

川芎一钱　苍术一钱二分　香附醋浸，炒　山栀炒半黑，各一钱五分　半夏一钱二分　陈皮一钱　甘草三分　干姜炒黑，一钱

上作一服，水一钟半，姜三片，煎，不拘时服。

属寒而痛者，加丁香、草豆蔻各一钱，甚者，再加熟附子一钱。

属热而痛者，加吴萸炒、黄连一钱、酒炒黄芩一钱，甚者，宜加大黄三钱、白芍药一钱五分、桂枝五分。

属痰者，加枳实一钱五分，倍半夏，或用吐法，尤妙。

郁怒痛，加桂枝、青皮各七分、白芍药一钱五分。

食积痛，加枳实、山查各一钱五分、萝卜子、砂仁各八分、神曲一钱。

气不顺而痛，加木香七分、槟榔、乌药各一钱。

死血痛，加枳壳、当归尾、桃仁各一钱五分、大黄三钱、厚朴一钱，去川芎、半夏、陈皮、干姜。

妇人产后痛，加桃仁、牡丹皮、当归各一钱五分、红花、玄胡索各八分、木香五分。

属痛，加槟榔、雷丸各一钱，或用苦楝丸，或理中汤加乌梅。

脾痛，加海石一钱五分、青皮一钱、桂五分，或丸或散皆可。

腹痛，亦宜分三阴部分加减，中脘属太阴，加厚朴、半夏；脐腹少阴，加桂、木香、玄胡索；小腹厥阴，加吴茱萸、官桂、白芍药。各随症轻重，度而用之。

虚者理中汤，实者桂枝大黄汤。寒热相并，大痛脉沉细实者，附子理中汤，合大承气汤，温而下之。

其余寒热、气血、郁怒、食积、痰蠹，治法皆与心痛同。

胁痛左属肝木盛，加白芍药、龙胆草、柴胡各一钱二分、青皮七分。

右胁痛，属肺火与痰，加贝母、枳壳、白芥子各一钱。

咳而胁痛，加贝母、白茯苓各一钱、白芥子、青黛各八分、姜汁半盏。

瘀血攻注胁痛，桃仁承气汤，加桂枝、芍药、青皮，润而下之。

气郁胁痛，加木香七分、枳壳、青皮各一钱。

胁前发寒热者，本方去干姜，加柴胡、黄芩各一钱五分、青皮八分。

又方

当归羌活汤　诸腰痛胯痛，脚气及肩背身体痛，并宜加减用之。

当归　羌活　独活　柴胡　防风　杜仲　桑寄生各等分

桂减半

上作一服，姜枣煎，食远服。

如卧寒湿地腰痛，恐是太阳、少阴血络中有凝血，加当归尾、苍术、桃仁、牛膝、防己各等分。

湿热腰痛，加黄柏、木瓜、苍术、川芎各等分。

脞闪瘀血腰痛，凝滞在内，加桃仁、红花、苏木各一钱五分、木香五分、麝香一分，临服下，酒煎服。

肾虚腰痛，宜补阴丸，加胡桃肉、杜仲、破故纸、人参、天门冬各一两五钱、砂仁、五味各七钱，蜜丸服。

腰胯痛，乃湿热流注下焦，加黄柏、苍术、黑丑各一钱。

肾着属湿伤下焦，加白术、茯苓、甘草、干姜，去防风、羌活、柴胡。

腰软，乃肾肝伏热，加黄柏、防己各一钱五分。

肩背痛，皆因风热乘肺，加藁本、蔓荆子、黄芩、山栀各一钱。

肩背因寒湿而痛，加干姜、熟附子各八分、甘草五分。

郁火作痛，加贝母、黄芩、山栀、香附、青皮各等分，去独活、桑寄生。

风寒湿三气所伤，体重腰冷，一身尽痛，如被杖，加苍术、白术、茯苓各一钱二分、干姜、甘草各五分。

气血不和，身体痛，加木香七分、紫荆皮、五加皮各一钱。

湿流关节，一身尽痛，加五苓散一半。

湿痰流注经络，一身骨节痛，加南星、半夏各一钱五分、姜汁半盏、竹沥一盏、香附一钱五分。

杨梅疮毒疼痛，自有本条。

伤寒后身体痛，有阳症、阴症、受湿，治各不同，详伤寒门。

喘　嗽

脉

脉多沉滑，或浮紧而数，右寸沉实者，宜泻肺。左尺浮大而虚者，宜滋肾。右寸沉而紧者，肺中有寒邪，脉滑手足温者生，四肢寒者死，脉数身热者不治。咳嗽，《脉诀》云：浮为风，紧为寒，数为热，细为湿，此外因之邪，自外而感者。浮紧虚寒，沉数实热，洪滑多痰，弦濇少血，此内因之邪，自内而得者。短濇者房劳，右关濡者伤脾，左关弦短伤肝，浮短而濇伤肺。右寸微急为咳，吐脓血，浮直而濡者易治。喘逆上气，脉数有热不得卧者难治，咳而弦急欲绝者死。

症

《机要》云：喘者，促促气急，喝喝息数，张口抬肩，摇身撷肚。短气者，呼吸虽数而不能接续，似喘而不摇肩，似呻吟而无痛苦，呼吸虽急而无痰声。逆气者，但气上而奔急，肺壅而不下，宜详辨之。丹溪云：喘急者，因气虚火入于肺，为火所郁而然，亦有火炎上者，有痰者，有阴虚自小腹下起而上逆者，有气虚而致短气者，有水气乘肺者，皆令人喘急，治各不同。咳嗽，经云：秋伤于湿，冬生咳嗽。《机要》云：

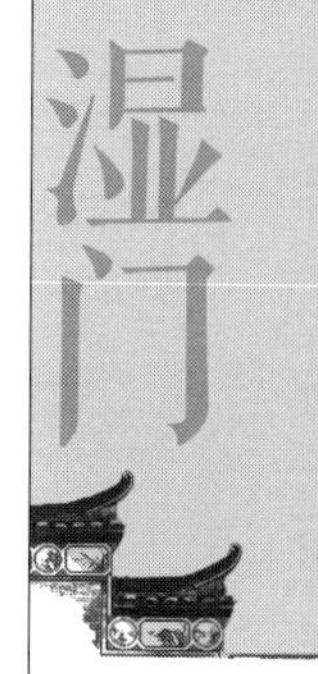

咳谓无痰而有声，肺气伤而不清也；嗽谓无声而有痰，脾湿动而为痰也；咳嗽谓有声有痰，因伤肺气，动于脾湿，因咳而嗽也。若伤风咳者，憎寒，壮热，有汗，恶风口干，烦渴而燥。伤寒咳嗽者，憎寒，发热恶寒，烦躁不渴。火咳者，因火盛上炎烁肺金，遂成郁满，甚则咳嗽无痰。或吐血痰劳者，由好色肾虚，则子能令母虚，气血俱虚，阴虚则生火，肺金耗散，而津液气血皆化为痰矣。痰者方碍清气升降，滞气不行，遂成咳嗽。肺胀者，肺气因火伤极，遂成郁遏，胀满，或左右不得眠者。有伤暑亦令人嗽，其症烦热引饮口燥，或吐沫，声嘶咯血。伤湿咳者，骨节烦疼，四肢重，着洒淅寒热。大抵风寒为病，主乎肺。盖肺主皮毛而司于外，伤之则腠理不疏，风寒内郁于肺，清肃[①]之气不利，而生痰动嗽。又寒入胃，从脾脉上至于肺，则肺寒，肺寒则内外合邪壅而为咳。学人必求其本而治之，无不效也。

治

丹溪云：喘嗽须分虚实，急喘者，气实肺盛，呼吸不利，肺窍壅滞，右寸脉沉。实者宜泻肺，桑白皮葶苈杏仁泻之，或用三拗汤，盖麻黄定喘最妙，甚者加黄芩、石膏。虚喘者肾虚，先觉呼吸气短，两胁胀满，左尺脉大而无力，宜补肾，用阿胶、人参、五味子补之。痰者清痰，火者降火，二

---

① 肃：原作“萧”，据医理改。

陈加芩、连、瓜娄、枳实主之。水气喘者不得卧，卧则喘愈甚，盖火气上乘于肺，肺得水而浮，气壅滞而不得流通，宜神秘汤。又云：治嗽最要分肺虚、实、新、久而治。久嗽肺虚，宜欵冬花、紫苑[①]、五味、马兜苓[②]之类补之。若肺实有火邪者，黄芩、麦门冬、杏仁、桑白皮泻之。新病风寒，则发散之，麻黄、葱白、杏仁、前胡、金沸草之类。火热则清之，芩、连、麦门冬之类。湿热则泻之，半夏、贝母、苍术、石膏、黄芩、山栀之类。久病便属虚与郁，气虚则补气，血虚则补血，兼痰则行痰，兼郁则开郁，滋之、润之、款之、降之。此治嗽之大法也。

方

清肺饮子　治喘治嗽，通用，依症加减。

黄芩一钱二分　麦门冬一钱二分　贝母一钱五分　陈皮去白，一钱　白茯苓一钱　甘草三分　桔梗八分　枳壳七分　杏仁去皮尖，一钱　半夏姜制，一钱二分

上作一服，姜三片，煎，食后服。

肺实而喘，加麻黄、桑白皮各一钱五分、石膏二钱，甚者，再加葶苈。

肺虚喘，加人参、阿胶、天门冬各一钱、五味子五分，去

① 紫苑：今统用“紫菀”。下同。
② 马兜苓：今统用“马兜铃”。

枳壳、半夏。

食积喘，加山查、神曲、麦芽各一钱，去麦冬、杏仁。

痰盛而喘，加瓜娄仁、枳壳、苏子各一钱、姜汁、竹沥各一盏。

火盛而喘，加石膏一钱五分、黄连、栀子各一钱，甚者，酒蒸大黄。

水气喘者，加桑白皮、苏子、葶苈子、萝卜子各一钱。

肺胀嗽喘，加诃子一钱五分、五味七分、海蛤、香附、青黛、天花粉各一钱。

凡嗽，春是春升之气，宜润肺抑肝，加知母一钱、五味七分、川芎、白芍药各八分。

夏是火炎上，最重，本方去半夏，加桑皮、知母各一钱、石膏一钱五分、五味七分。

秋是湿热伤肺，宜清热，泻湿，本方去半夏，加桑白皮、天门冬各一钱、五味子七分、苍术、防风、山栀各八分。

冬是风寒外感，宜解利，加麻黄、桂枝、防风各一钱、干姜八分。如发热头疼，鼻塞声重，再加藁本、川芎、前胡、柴胡、苏叶各一钱。

清晨嗽者，此胃中有食积，至此时火气流入肺中，加栀子、知母、地骨皮、当归各一钱、天门冬一钱二分、五味子五分。

上半日嗽多者，胃中有火，加石膏、知母各一钱五分。

午后嗽多者，属阴虚，加当归、白芍药、熟地黄、黄柏、知母各一钱。

黄昏嗽多者，本是火气浮于肺，不宜凉剂，本方去黄芩、半夏，加天门冬、百药煎、诃子各一钱、五味七分，敛而降之。

嗽而无声有痰，加白术一钱、五味七分、防风八分。

嗽而有声无痰，加防风八分、升麻、五味、生姜各等分。

嗽而有声有痰，加白术、阿胶各一钱、防风八分、五味五分。

嗽而寒热交作者，加柴胡、知母、地骨皮，挟虚再加人参、当归、白芍药各一钱，去枳壳、杏仁。

气虚嗽，本方去半夏、杏仁、枳壳，加四君子汤三钱、款冬花、天门冬、阿胶各一钱、五味五分。

血虚嗽，本方去半夏、枳壳，加四物汤四钱、紫苑、阿胶、知母各一钱。

气血俱虚嗽，本方去半夏、枳壳，加八物汤五钱、款冬花、紫苑、阿胶、天门冬各一钱、五味七分。

冷嗽，右寸脉弦迟，本方去黄芩、麦门冬、杏仁，加干姜、细辛、白芍药、五味各七分。

风寒郁于肺，夜嗽者，加麻黄、桑白皮、知母、生姜各一钱。

喘嗽遇冬则发，此寒包热也，解表，热自除，加麻黄一钱五分、防风、紫苏叶、木通各一钱。

嗽而声哑，加天门冬、五味、乌梅二个、当归、阿胶各二钱，属寒，加北细辛五分、生姜五片。

干咳嗽，乃火郁之甚，不得志者多有之，用苦梗开之，上用本方，加山栀、香附、青皮各等分，下用补阴降火，不已则成劳。

劳嗽宜补阴清金，属血虚者，本方去半夏、枳壳，加川芎、生地各一钱、当归、白芍药各一钱、知母、天门冬、紫菀、阿胶各一钱二分、五味七分、玄参八分。

劳嗽属气虚者，本方去桔梗、枳壳、半夏，加人参、白术、百合、欵冬花、阿胶、薏苡仁各一钱、黄柏五分。

阴虚喘嗽，或吐红者，加当归、白芍药、生地黄、知母、天门冬、紫菀、牡丹皮、地骨皮、阿胶各一钱，去半夏、枳壳。

酒嗽，加葛根粉、瓜娄仁、黄连各八分，酒嗽者，因酒多伤肺也。

夏月热嗽咽痛，加黄连、荆芥各八分。

肺痿，宜补血养肺滋阴，其症右寸脉数，咳而口中有浊唾涎沫者是，本方去半夏、枳壳，加紫菀、知母、阿胶各一钱、五味、人参、当归、天门冬各八分、薏苡仁一钱五分。

先因咳而有痰者，咳为重，主在肺，麦门冬、黄芩倍用。因痰而致咳者，痰为重，主在脾，二陈倍用。

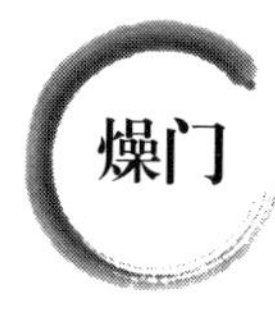

燥门（燥症　痿症　消渴　噎膈）

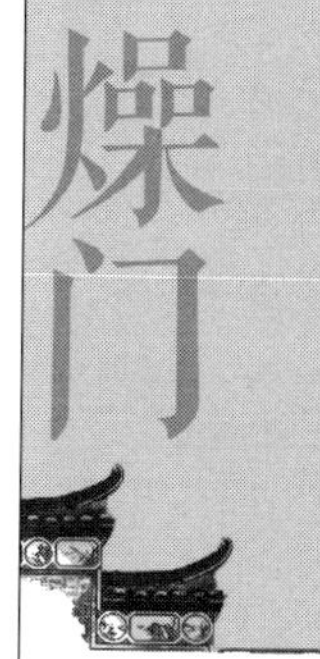

燥症（大便闭结附）

脉

脉紧细而微，或濇而数，为火燥，短濇，为血虚而燥，浮数而弦，为风燥，尺、寸紧数，为火盛水枯，燥极之候也。

症

按《内经》云：诸涩枯涸，干劲皴揭，皆属于燥[①]。《易》曰：燥万物者，莫熯乎火。盖乾为天而为燥金，坤为地而为湿土，天地相反，燥湿异用。故燥金主于紧敛，而湿土主于纵缓也。譬犹长夏地湿，则纵缓滑泽，秋干则紧缩燥涩、皴揭之理，显可见焉。

治

《内经》云：肾恶燥，急食辛以润之。古方以血药治燥者，甘辛以润之也。热者清之，黄芩、山栀、麦门冬、槐实

① 诸涩枯涸，干劲皴揭，皆属于燥：出自金·刘完素《素问玄机原病式·六气为病·燥类》，非《黄帝内经》文。

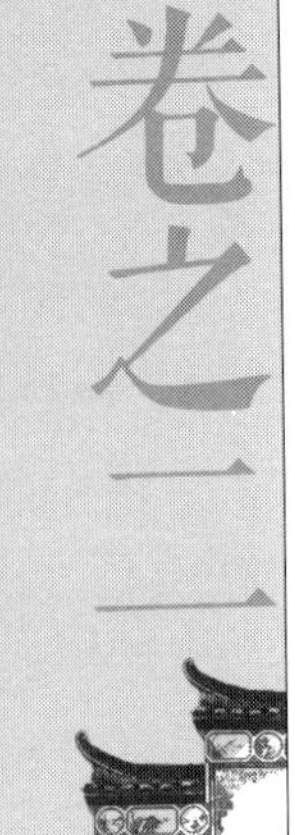

之类。燥者，当归、生地黄、桃仁、麻仁之类。风者平之，天麻、防风、荆芥之类。凡治燥药，必以清金为主，养血疏风佐之。

方

清金润燥汤 治诸燥。

麦门冬一钱五分 黄芩一钱 当归一钱五分 生地黄一钱 黄柏一钱 五味五分 人参八分 黄芪八分，蜜炙 防风五分 枸杞子一钱

上作一服，水煎，食远服。

皮肤燥痒，加白芷、牛旁子各二钱，去参、芪、五味、枸杞。

唇[①]舌生疮燥裂，加黄连八分、白芍药一钱，去参、芪、五味。

大便闭结，亦由肺经燥热，移于大肠所致，亦有血虚秘结，亦有热生风而结血秘者，加桃仁、麻仁、大黄，倍当归，甚者，桃仁承气汤下之。风热秘者，加皂仁、麻仁、槐实、大黄，倍防风，并减参、芪、枸杞、五味，下并用蜜导法。

皮肉燥涩[②]，毛发焦枯，加天麻、荆芥穗、地骨皮、槐实各一钱。

---

① 唇：原作“辰”，据文义改。
② 涩：原作“湿”，据文义改。

痿　症

脉

脉浮洪，缓滑，右寸浮大而濇，浮缓为虚，洪大为热，滑则多痰，濇而少血。

症

丹溪云:《内经》言诸痿生于肺热，又谓治痿独取阳明胃。盖肺金体燥，居上而主气，畏火者也，脾土性湿，居中而主四肢，畏木者也。火性炎上，若嗜欲无节，则水失所养，火寡于畏，而侮所胜，金肺得火邪而热矣。火性刚急，肺受热，则金失所养，木寡于畏而侮所胜，土脾得木邪而伤矣。肺热则不能管摄一身，脾伤则四肢不能为用，而诸痿作矣。经虽有筋脉骨肉之分，一皆主于肺热，临症宜详审之。

治

东垣取黄柏、苍术为君，黄芪、当归为佐，以治诸痿，无一定之方。有温多者，有热多者，有温热相半，有挟风者，临病制方，其善于治痿者欤。又云：泻南方，则肺金清，而东方不实，何脾伤之有；补北方，则心火降，而西方不虚，何肺热之有。故阳明实，则宗筋润，能束骨而利机关矣。治痿之法，无出于此。虽然，天产作阳，厚味发热，凡病痿者，若不淡薄食味，必不能保其全安也。

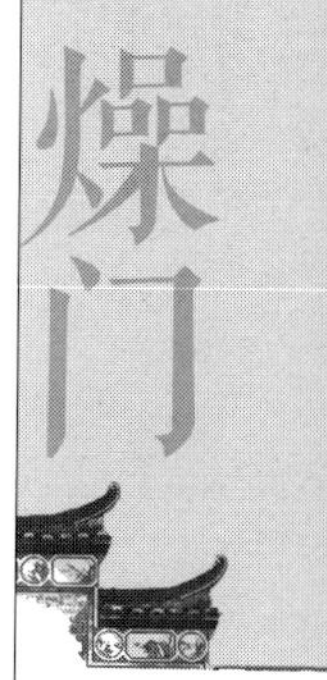

方

加减清燥汤　治诸痿通用。

人参七分　黄芪一钱五分　归身一钱五分　麦门冬一钱　黄柏一钱　苍术一钱　黄芩八分　五味九粒　生地黄七分　升麻二分　柴胡三分　甘草三分　白术　陈皮　白茯苓各八分　泽泻五分

上作一服，姜一片，枣一枚，煎，食远服。

兼风者，加姜活、独活、桑寄生。

兼湿者，加木瓜、防己、薏苡仁。

消　渴

脉

两寸脉滑者为上消，两关洪数者为中消，两尺浮大为下消，濡散为气实血虚，洪大为阳盛阴虚，脉沉小有力者可治，实大浮濇者皆难治。

症

《内经》云：二阳结谓之消。东垣云：二阳者，手、足阳明也。手阳明大肠主津，病则目黄口干，是津不足也。足阳明胃主血，热则消谷善饥，胃中伏火，火烁而血干涸也。津血不足，而消渴生矣。虽有三者之分，因于火则一也。上消者心移热于肺，多饮而渴，少食而呕。中消者，脾移热于胃也，善食而瘦，大便燥，而小便黄。下消者，肾移热于膀胱也，小便淋浊，如脂膏之状。大抵渴症皆因膏粱甘肥之变，或过服金石热药，致阳盛阴虚，津液不足，结而不润，皆责于火也。

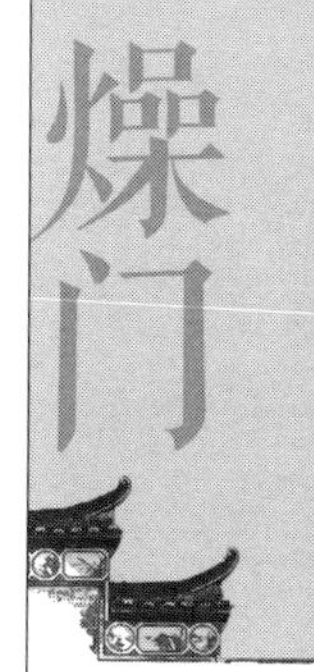

治

宜养肺、降火、生血为主。或曰上消渴，是心火刑炼肺金所致，治宜降火清金，以黄连、麦门冬、兰草、白豆蔻仁、梨、藕汁，加升麻、黄柏之类，清气上升，而渴自止矣。中消渴者，胃中伏火，不生津液，食已则饥，不营肌肉，宜芩、连、石膏治之，甚者，调胃承气汤。下消渴者，烦躁引饮，耳轮焦，小便如膏，正所谓焦烦水易亏是也，此为肾消，宜六味地黄丸主之。《圣济总录》云：未传能食者，必发痈疽背疮，不能食者，必得中满鼓胀，皆为不治之症。洁古分而治之，能食而渴者，白虎加人参汤，不能食而渴者，钱氏白术散，倍加干葛治之。上下既平，则不复传下矣。

方

五汁饮　总治三消。

川黄连一钱五分　麦门冬一钱五分　天花粉一钱　生甘草三分　人参八分　石膏一钱五分　知母一钱五分　归身一钱　白芍药八分　黄柏七分　梨汁以下临服加入　藕汁　生地黄汁　人乳汁各一盏　姜汁二匙　竹沥半盏

上作一服，加兰草叶一钱，同煎，食远服。临服时，将五汁加入，连药服之，外无加减。

噎　膈

脉

沉缓无力为气虚，数而无力带濇为血虚，洪数有力为火，寸关脉沉而滑为痰，两关弦滑为吐逆。缓滑者可治，濇弱者难治。

症

《内经》曰：三阳结谓之格[①]。注云：三阳者，大肠、小肠、膀胱也。结者，热结也。小肠热结，则血脉燥，大肠热结，则后不通，膀胱热结，则津液涸。三阳既结，则前后闭必反而上，此所以噎食不下，纵下而复出也。《三因》虽有五噎、五膈之分，其实病本则一，虽按法施治，若不断厚味、戒恼怒、慎起居，纵服良剂，莫能为也。故张机峰云：膈当神思间病，惟内观自养，可以治之。此言深中病情，可不信哉！

治

宜生津，养血，顺气，清痰，降火，开结，使阴阳和平，气顺痰下，则病无由而作矣。用童便、姜汁、竹沥、芦根汁、

① 三阳结谓之格：《黄帝内经·素问·阴阳别论》作“三阳结谓之隔”。

韭汁、人乳或牛羊乳。气虚，入四君子；血虚，入四物；有痰，入二陈；有热，入解毒。切忌香燥之药。古方用人参以补肺，御米以解毒，竹沥以清痰，当归以养血，粟米以实胃，蜜以润燥，姜以去秽。不比《局方》，悉用辛香燥烈之药，一概混治，遇挟寒者，间或偶效，但今人悉因痰火七情所致，其无寒也明矣，若妄投前药，咎将谁归？

方

清痰养血汤　治噎膈，吞酸，吐酸水。

半夏曲一钱五分　白茯苓一钱　当归二钱　陈皮一钱　甘草三分　白扁豆一钱　人参一钱　白术五分　御米炒，八分　萝卜子炒，七分　黄连吴萸同炒，去吴萸，一钱

上作一服，水一钟半，煎八分，食远服。临服，加姜汁五匙、竹沥一盏、芦根汁二盏，同药搅匀服。

痰盛，加贝母一钱、枳实五分。

火盛，加山栀仁姜汁炒、黄芩酒炒，各八分。

顺气，加木香五分、槟榔八分。

开郁，加香附童便浸，炒，一钱五分、神曲七分。

养血，加麦门冬一钱、桃仁二十粒、生地黄八分、牛羊乳各一盏。

生津，加同上，再加乌梅一个。

润燥，加麻仁、杏仁各一钱、郁李仁一钱、人牛羊乳各不拘多少。

抑肝，加白芍药、橘叶各一钱、青皮五分。

补脾，加莲子五枚，倍用参、术。

止呕，加藿香、砂仁各七分。

消膨，加枳实、砂仁各七分。

止泻，加白芍药、肉果各一钱，去当归。

吞酸吐酸，加藿香八分、砂仁五分，倍用茱萸、炒黄连。

心腹痛，加木香五分、槟榔七分、青皮五分、白芍药一钱、桂三分、白豆蔻仁五分，去参、术，当归减半。

大便闭结

脉

两关脉实数，右寸濇数，两尺弦濇。盖数者火盛也，濇者血枯也，由火盛而血衰。服药而脉变缓滑者易治，反结促者难治。《集成》云：脾脉沉数，下连于尺，为热结。两尺脉虚，或沉细而迟者，为阴结。右尺浮，为风结也。

症

《内经》云：肾主大便，大便难取足少阴。东垣曰：肾主五液，津液润，则大便如常。若饥饱劳逸，损伤胃气，及食辛热味厚之物，而助火邪伏于血中，耗散真阴，津液亏少，故大便结燥。窃详燥之为病不一，有热燥，有风燥，有阳结，有阴结。吐泻后，肠胃虚，服热药多者，为热结，宜承气汤下之。肺受风邪入肠中，为风结，宜麻仁丸。年老气弱，津液不足，或产后内亡津液而结，为气血虚也，六味地黄丸主之。大便闭，小便数，则为脾约，脾约者，脾血耗散，肺金受火，无所摄脾，津液故竭，宜养血润燥。若能食，小便赤，为实闭，麻仁、七宣等药主之。不能饮食，小便清，为虚闭，为气闭也，厚朴汤主之。小肠移热于大肠，为宓[①]瘕，是便涩闭也。医者不究其源，一概用巴豆、牵牛等药下之，损其津液，燥结愈甚，复下复结，极则以致引导于下，而不能通者，遂成不救之症，可不谨哉！

治

《内经》云：肾恶燥，急食辛以润之，结者散之。《治法》云：如少阴不得大便，以辛润之；太阴不得大便，以苦泻之；阳结者散之，阴结者温之，有物结者下之。久病腹中有实热，大肠闭者，以润肠丸治之，慎勿峻利。脾约者，谓胃脾弱，约束津液，不得四布，但输膀胱，故小便数而大便难，名曰脾约。与脾约丸以下脾之结燥，使肠润结化，津液入胃而愈。然既曰脾约，必阴枯槁，内火燔灼，热伤元气，故肺金受火烁而津竭，必窃母气以自救，金耗则土受木伤，脾失转输，肺失传送，宜大便难，小便数，而无藏蓄也。理宜滋养阴血，使阳火不炽，肺金行清化，而脾土清健，津液入胃，肠润而通矣。今此丸用之于热甚而气实，与西北人禀壮实者，服无不安。若用之于东南方人，与热虽盛而气血不实者，虽得暂

---

① 宓（fú伏）：通“伏”。

安，将见脾愈弱而肠愈燥矣。惟知西北以开结为主，东南以润燥为主，斯无误矣。

方

滋血润肠汤 治大便秘结，或血虚秘，气滞秘，风秘，热秘，并治之。

当归身尾一钱五分 桃仁一钱五分 麻仁去壳，一钱五分 大黄一钱五分 羌活 防风各一钱 生地黄 枳壳 槟榔各八分 甘草生，五分 皂仁七分 红花二分 木香一分

上作一服，姜一片，枣一枚，煎，食前服。

又方

脾约丸 治大便难，而小便数，名脾约，以此丸治之。

枳实去穰，麸炒 厚朴姜汁制 芍药各二两，酒炒 大黄酒蒸，四两 麻仁去壳，净，一两三 杏仁去皮尖，一两二钱

上为末，炼蜜丸梧子大，每服三五十丸，白汤下，量虚实用之。

《脉症治方》卷之二终

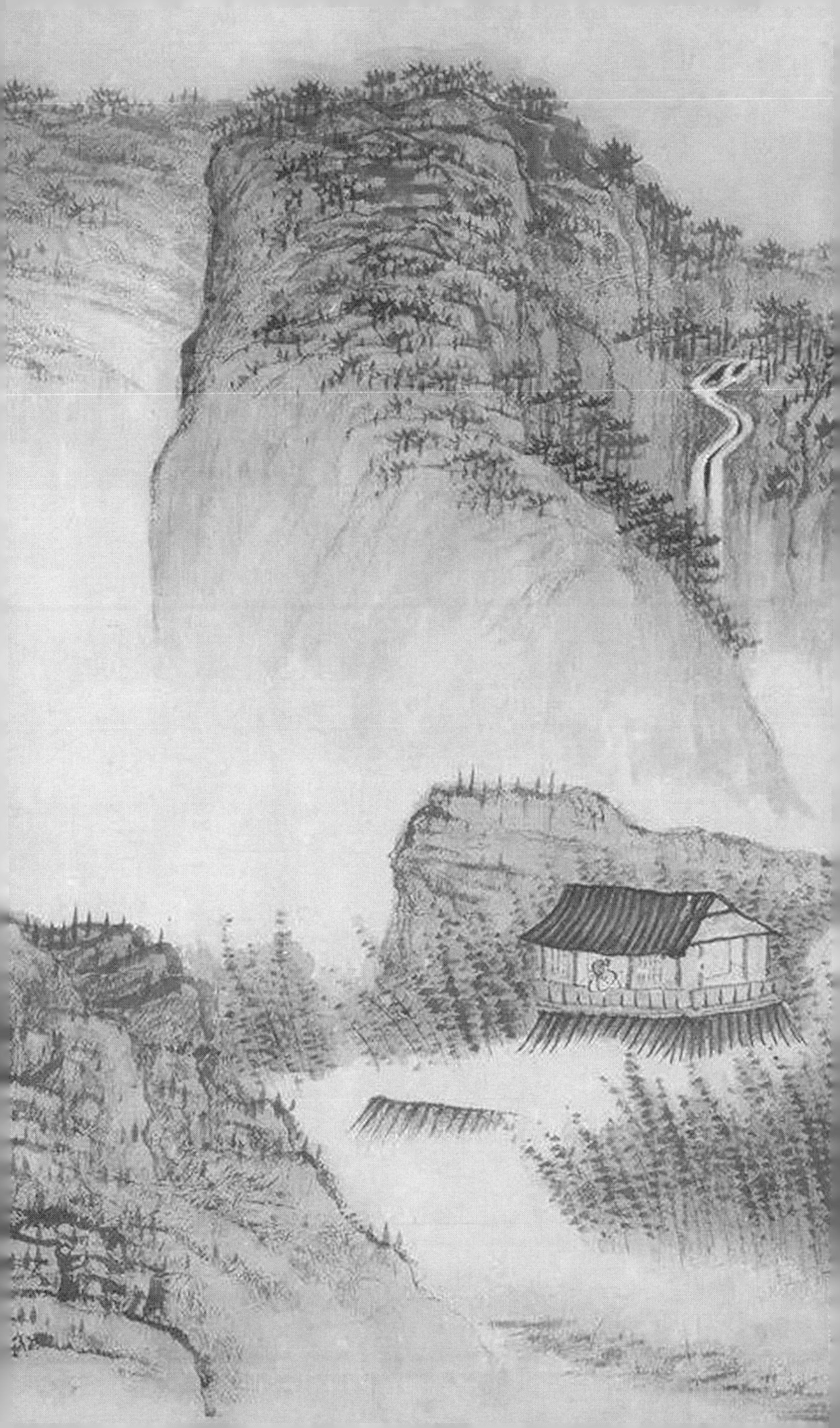

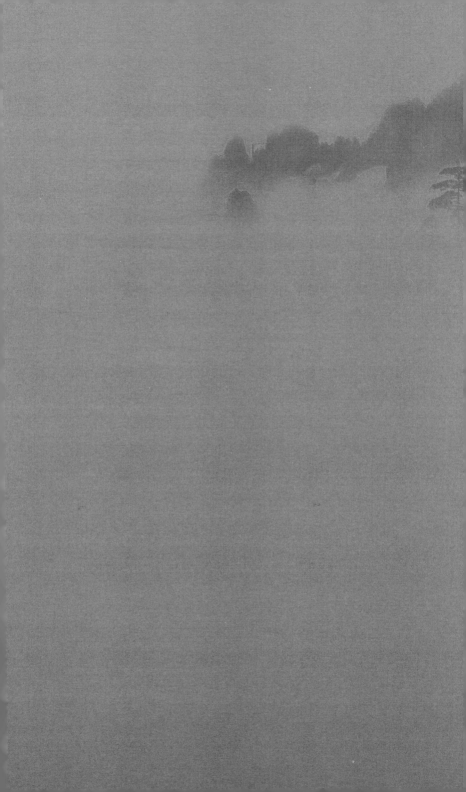

卷之三

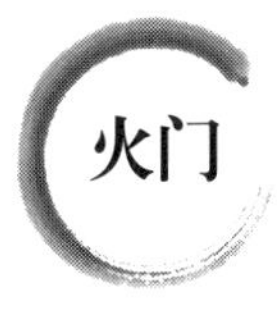

火门（火热颠狂附　潮热阴虚火动附　上部　下部　疮疡）

火热（颠狂附）

脉

脉洪大而数，或燥疾而急，来往紧大坚实者为火。左寸洪滑为心火，洪数为小肠火，左关弦大而长为肝火，弦小而数为胆火，左尺沉数为肾膀胱火，右寸浮数为肺火，洪大而数为大肠火，右关洪数为胃火，洪实为脾火，右尺沉数为命门火，沉微为命门火衰，浮数为三焦火，沉细浮数为阴虚火动。六部脉洪有力者易治，反沉细者难治。《脉诀》云：脉浮弦而数为发热，洪数为烦热，滑数为心下壅热，弦紧而数为寒热往来，沉细数疾为热兼寒。寸紧数，尺沉微，为上热下寒。浮紧而滑，为外热内寒。轻手微迟，重按紧滑，为外寒内热。两寸浮大而数，热在心肺。两关弦滑而数，热在肝脾。两尺洪实，或沉数，皆为热在下焦。右寸关洪实，热在脾肺。右关滑数，溢过寸口，为热在胃口，主呕吐。六脉短濇而数，或沉细而数，皆热在阴分。洪大而长，或浮洪滑数，皆为热在阳分。经曰：脉至而从，按之不鼓，诸阳皆然。王注云：病热而脉数，按之不鼓动，乃寒盛格阳而致之，非热也。形症是寒，按之而脉气击于指下盛者，此为热盛拒阴而生病，非寒也。又曰：推而内之，外而不内，身有热也。《伤寒论》曰：寸口脉微为阳不足，阴气上入阳中，则洒淅恶寒。尺脉弱为阴不足，阳气下陷入阴中，则发热也。与《难经》云：覆溢相乘，及浮损小沉实大之义相同，皆诊法之至要，于热症大宜。

症

按丹溪云:《素问》病机一十九条，属火者五，而河间推广其说，火之致病者甚多，深合《内经》之意。其曰：诸病喘呕吐酸，暴注下迫转筋，小便混浊，腹胀大，鼓之有声，痈疽疮疡，瘤气结核，吐下霍乱，瞀郁肿胀，鼻塞鼽衄，血溢血泄，淋闭，身热恶寒战栗，惊或[①]悲笑谵妄，衄衊血污之病，皆少阴君火之火，乃心、小肠之气所属也。若瞀瘛，暴喑冒昧，燥扰狂越，骂詈惊骇，胕肿疼酸，气逆冲上，禁栗，如丧神守，嚏呕，疮疡喉痹，耳鸣及聋，呕涌溢，食不下，目昧不明，暴注，瞤瘛，暴病暴死，皆少阳相火之热，乃心胞络、三焦之气所属也。《原病式》云：诸风掉眩，属于肝火之动也。诸痛痒疮疡，属于心火之用也。诸湿肿满，属于脾火之胜也。诸气膹郁[②]，病痿，属于肺火之升也。此皆火之为病，出于脏腑者然也。若夫五志之交攻，七情之妄动，其火

① 或：通“惑”。

② 膹郁：原作“愤郁”，据《素问玄机原病式·六气为病·火类》改。膹郁，证名，指呼吸气促、胸闷痞满不适。

随起，如大怒则火起于肝，醉饱则火起于脾，房劳则火起于肾，悲哀动中，则火起于肺，心为君火，自焚则死矣。《辨疑录》云：人禀五行各一，惟火有二，有君相之分。君不主令，相火代之，寄于肝肾之内，附于脾肺之间。凡诸经动者，皆属于火。起于肝谓之风火，生于脾谓之痰火，入于气为无根之火，动于肾为消阴伏火，存于心肺入于血分为有余之火，散于各经为浮游之火。故曰火者化也，善行数变，莫测其机。经又曰：诸寒之而热者取之阴。注云：取之阴者，所以补肾水之不足，而制心火之有余也。东垣云：发热之症，有元气虚损，而热有五脏，热有内中外热。是故，轻手扪之而热，热在皮毛血脉也，心肺主之。重按至骨，蒸手而热，热在筋骨也，肾肝主之。不轻不重而热，热在肌肉也，脾主之。又云：昼则发热，夜则安静，是阳气自旺于阳分也。昼则安静，夜则发热、烦躁，是阳气下陷入阴中也，名为热入血室。昼夜不分，是重阳无阴也，亟泻其阳，峻补其阴。《难经》云：重阳者狂，六脉洪实，宜以苦寒药泻之。重阴者癫，六脉沉微，宜以甘温药补之。仲景云：病人身大热，反欲近衣者，此热在皮肤，寒在骨髓也；身大寒，反不欲近衣者，此寒在皮肤，热在骨髓也。治宜详别。

治

戴氏云：火之为病，其害甚大，其变甚速，其势甚彰，其死甚暴，何者？盖能燔灼飞走，蓦越烧烁，于物莫能御之，游行于三焦虚实之两途。曰君火者，心火也，可以湿伏，可以水灭，可以直折[1]，惟黄连之属可以制之。曰相火者，龙火也，不可以水湿，不可以直折，从其性而伏之，惟黄柏之属，可以降之。噫！泻火之法，岂止如此，虚实多端，不可不察。以脏气加之，如黄连泻心火，黄芩泻肺火，芍药泻脾火，柴胡泻肝火，知母泻肾火，柴胡、黄芩泻三焦火，木通泻小肠火，石膏泻胃火，黄柏泻膀胱火，此皆苦寒之味，能泻有余之火耳。若饮食劳役，内伤元气，火不两立，为阳虚之病，以甘温之剂降之，如参、术、归、芪之属。若心火亢极，郁热内实，为阳狂之病，以寒咸之剂折之，如硝、黄之属。若肾水受伤，真阴失守，无根之火妄炎，为阴虚之病，以壮水之剂制之，如黄柏、地黄、玄参之属。若右尺命门火衰，为阳脱之病，以温热之剂制之，如姜、附之属。若胃虚过食冷物，郁遏阳气于脾土之中，为火郁之病，以升散之剂发之，如升麻、葛根之属。又治法云：小热之气，凉以和之；大热之气，寒以取之；甚热之气，汗而发之，发之不尽，则逆取之。又云：暴热病在心肺，积热病在肾肝。虚热不能食，自汗，气短，属脾虚，以甘寒温而行之。实热能食，口干舌燥，便难，属胃实，以辛苦大寒药下之。火郁而热，乃心火下陷脾土，抑而不伸，五心烦热，宜汗之发之。心神烦乱，血中伏火，蒸蒸然不安，宜镇心火，硃砂安神丸治之。骨蒸劳热，乃五脏齐损病，憔悴发热，盗汗失血，宜滋阴养血。苟不明

① 折：原作“拆”，据文义改。

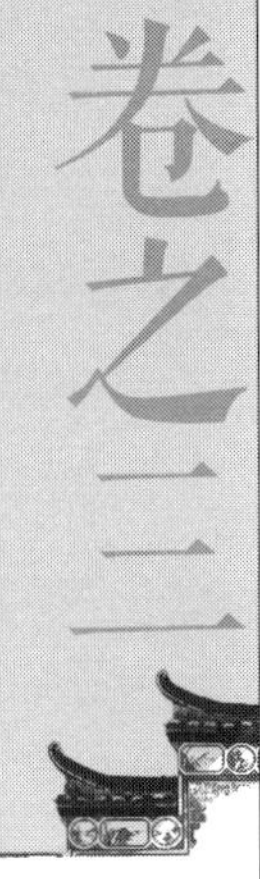

此诸火热之病，施治何所依据，故集其略以备参考，庶免实实虚虚之祸也。

方

三补汤　治实热、实火通用，虚者不宜。

黄芩酒炒，二钱五分　黄连姜汁炒，一钱五分　黄柏盐酒炒，二钱五分

上作一服，水煎，食远热服。兼有他症，依后加减。

心火实热，加生地黄、麦门冬各一钱五分、生甘草五分，加黄连一钱。

肝火实热，加川芎一钱、赤芍药一钱、龙胆草一钱五分、大黄三钱。

脾火实热，加白芍药一钱、山栀一钱五分。

肺火实热，加石膏、天门冬各一钱五分、桑白皮一钱、山栀一钱五分。

肾火，加熟地黄、知母各一钱五分、玄参一钱、泽泻八分，减芩、连。

小肠火，加木通二钱、活石[①]一钱五分、甘草稍[②]五分、赤茯苓一钱。

胆火，加柴胡一钱五分、竹茹八分、青皮七分。

---

① 活石：滑石。
② 稍：禾末。

胃实火，轻者，加石膏、知母各二钱、甘草七分、粳米一钱五分，甚者，加大黄三钱或五钱、芒硝一钱。

大肠火，加当归一钱五分、连翘、槐实各一钱五分。

膀胱火，加泽泻一钱、白茯苓一钱五分、细辛五分。

三焦火，加连翘、防风、荆芥、山栀各一钱五分。

命门火盛，以四制黄柏丸降之，火衰，以茸附丸温之。

郁火，去芩、柏，加香附、山栀各一钱五分、青黛、川芎各一钱。

心肝肺热甚，两目红肿疼痛，加赤芍药、川芎各一钱、当归、生地黄各一钱五分、龙胆草、甘菊花各一钱二分、防风、荆芥、薄荷各七分。

心火亢极，胃肝火盛，狂乱谵妄，加石膏二钱、山栀一钱五分、大黄三钱或五钱、芒硝一钱，即三黄石膏汤也。

中上二焦火热，凉膈散主之，本方去黄连、黄柏，加山栀、连翘、大黄各二钱、朴硝、薄荷、甘草各七分。

上焦火热，喉痛喉痹，舌肿口疮，加山豆根一钱五分、玄参一钱、桔梗、甘草各八分。

阳明火盛攻上，头面肿，或腮颊肿，牙龈肿，齿痛，加升麻五分、白芷八分、防风一钱、细辛五分、石膏二钱，去黄柏一半。

少阳火盛，耳肿痛，颈项肿痛，加川芎一钱、柴胡一钱五分、夏枯草、牛旁子、连翘各一钱二分、防风八分、甘草、青皮各五分。

太阳火盛，头痛痰盛，加石膏二钱、升麻五分、羌活一钱、

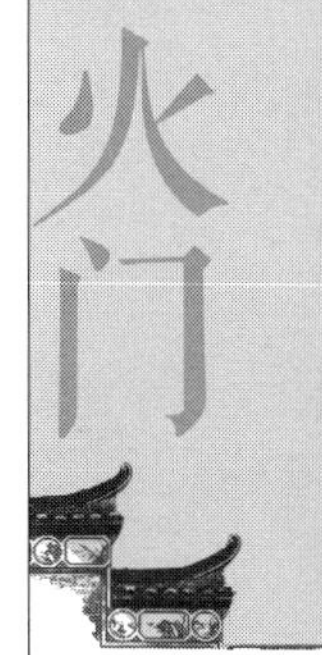

半夏、南星胆制，各一钱五分、川芎一钱，本方各减半。

热结下焦，大小便秘不通，加山栀、木通各一钱五分、大黄三钱或五钱、甘草稍五分。

肠风脏毒下血，痔漏等症，皆胃与大肠素有积火，及风热所致，加槐实胆制、荆芥、防风各一钱二分、生地黄、当归各一钱五分、地榆、连翘、人参、白术各一钱，补而清之。

五淋赤白浊，小便秘涩，皆心、肺与小肠、膀胱素有郁火，复因外邪所触，骚动其火所致，加木通、赤茯苓各一钱五分、车前子、泽泻、郁李仁、甘草稍各一钱、大黄二钱。

血淋尿血，加当归、生地黄、地榆各一钱五分、发灰五分、牛膝一钱。

气淋气秘，加木香五分、青皮一钱、木通一钱五分、乌药八分。

癫痫狂妄，属痰与火，实者，本方对二陈汤，加南星、竹沥、姜汁，先服十数剂，清其痰，后用牛黄琥珀丸主之。虚者，先用十全大[①]补汤，减去川芎、官桂，加麦门冬、酸枣仁、黄连各一钱、远志五分，滋培其血气，后亦用牛黄琥珀丸主之丸方见后附方内。

妇人产后惊风搐搦，语言恍惚，治亦同上，但不去川芎、官桂，加防风、天麻、白芷各一钱。

以上加减法亦大概耳，临症斟酌，方能尽变通之妙。按先贤云：凡火盛者骤用寒凉，必须温散。火急甚者，必缓之，

---

① 大：原作“一”，据文义改。

生甘草兼泻兼缓。虚者，参、芪、甘草亦可用。人壮气实，火盛癫狂者可用前法正治，或硝水、冰水与之。虚火狂者，姜汁、竹沥制之，若依前法正治立死。又有补阴则火自降之说，炒黄柏、生地之类，经曰壮水[①]之主以制阳光是也。噫！虚实施治，相背千里，吉凶之机，应若影响，可不深思而明辨哉！

又方

调中散火汤　治虚热发热，虚火通用。

人参　黄芪蜜炙，各八分　当归　白芍药　白术各一钱　甘草四分　柴胡六分　升麻五分　葛根　防风　羌活　黄芩七分

上作一服，姜枣煎，食远服。兼有他症，依后加减。

阴虚发热，加麦门冬、黄柏、知母、地骨皮各一钱，倍柴胡。

手心发热，加山栀、香附各一钱、川芎、白芷各七分。

虚热不能食，自汗气短，加茯苓、陈皮各八分。

天明时发热，加麦门冬、地骨皮各八分，倍柴胡。

肺经发热，按之热在皮毛，日西甚，加石膏、知母、地骨皮各一钱。

心经发热，微重按之，热在血脉，日中甚，加麦门冬、黄连各一钱。

① 水：原作“火”，据医理改。

肝经发热，重按至肉下骨上热，寅卯甚，倍柴胡，加青皮七分。

上焦发热，加知母、天门冬、麦门冬各一钱，保定肺气。

中焦发热，属脾虚，倍参、术，加陈皮、白茯苓各一钱。

下焦发湿热，或膀胱有火邪，加汉防己、龙胆草、黄柏各一钱。

蒸蒸发热，昼夜不退者，加知母、秦艽、牡丹皮、地骨皮各一钱，柴胡倍用。

昼则发热，夜则安静，四君子汤，加麦门冬、胡黄连、秦艽、地骨皮各等分。

夜则发热、烦躁，昼则安静，四物汤对小柴胡汤，一二服愈。

凉血解除五心烦热，四物汤，加麦门冬、连翘、山栀、薄荷。

潮热（阴虚火动附）

脉

脉多沉细而数，或弦濇而短，或弦细而微。左偏大无力，为血虚；右偏大无力，为气虚；六脉形大力薄，为气血俱虚。滑数者有汗，沉濇者无汗，两尺细数者，阴虚火动，宜详辨之。

症

潮热者，若潮水之来，不失其时。一日一发，必有定时，于日晡时为多。若一日三五发，即是发热，非潮热也。气虚潮热，热在平旦，肺气主之。血虚潮热，热在晡时，肾气主之。阴虚火动，潮热寝汗者，皆由血气虚损，亦当从金水二脏求之。大抵潮热为虚，发热为实，治各有异。

治

平旦潮热属阳，心肺主之，人参白虎汤，加黄芩。日晡潮热，属阴，脾肾主之，四物汤，加白术、陈皮、牡丹皮、地骨皮、知母、黄柏。阴虚火动，潮热脉细数，八物汤，加知母、黄柏、麦门冬、柴胡、地骨皮。大抵潮热，宜以四物汤，加柴胡、黄芩、生甘草。辰、戌时发，加羌活；午时，加黄连；未时，加石膏；申时，加升麻。夜加当归、知母，昼加地骨皮、人参。血虚多加当归、地黄，气虚多加参、术、黄芪。大略如此，临症尤加详审。

方

八物汤 治气血俱虚，寝汗潮热。

川芎七分 当归一钱五分 白芍药一钱五分 人参一钱 白术一钱五分 白茯苓一钱 甘草三分 地黄一钱，凉血用生，补血用熟

上作一服，姜枣煎，食远服。兼有他症，依后加减。

一切潮热，并加黄芪、黄柏、知母、柴胡、牡丹皮、地骨皮各等分。

男子血虚，有汗潮热，本方去川芎，加黄芪一钱、陈皮八分、远志、五味子各五分、官桂三分，名人参养荣汤，治有汗

潮热咳嗽。

男子气虚，有汗潮热，本方减川芎、白芍药、熟地黄、白茯苓，加黄芪、陈皮、升麻、柴胡，名补中益气汤。有嗽，加麦门冬、紫苑、五味子、黄柏、知母更妙。

男子血虚，无汗潮热，本方加陈皮、半夏各一钱、枳壳、桔梗、前胡、紫苏、干葛、柴胡各八分，名茯苓补心汤。

男子气虚，无汗潮热，本方去川芎、芍药、地黄，加黄芪、地骨皮、防风、柴胡各等分，薄荷减半，名人参清气散。

男子气血两虚，有汗潮热，咳嗽，加知母、麦门冬、牡丹皮、地骨皮、柴胡、贝母、紫苑各等分，去川芎。

男子气血两虚，无汗潮热，咳嗽，加秦艽、地骨皮、柴胡各等分、紫苏、薄荷各减半、欵冬花八分。

妇人血虚，有汗潮热，加黄芪、麻黄根各一钱。

妇人气虚，有汗潮热，本方去川芎、地黄，加柴胡、荆芥、薄荷、地骨皮各等分。

妇人血虚，无汗潮热，本方去参、芪，加秦艽、知母、地骨皮、沙参、鳖甲、前胡各等分。

妇人气虚，无汗潮热，本方去川芎、地黄，加半夏、柴胡各一钱、干葛七分，名人参柴胡散。

妇人气血两虚，无汗潮热，咳嗽咯血，本方去参、芎、地黄，加柴胡、薄荷、地骨皮、紫苑、麦门冬各等分。

妇人气血两虚，有汗潮热，咳嗽，本方去川芎、白芍药，加半夏、柴胡、黄芩、桔梗、阿胶、欵冬花各八分、知母、麦门冬各一钱、五味子、薄荷各五分，名知母茯苓汤。

男子阴虚火动，骨蒸劳热，咳嗽，吐红，吐痰，本方去川芎、人参，加天门冬、麦门冬、知母、贝母、黄柏、远志、陈皮、阿胶、北五味子各等分，名滋阴降火汤。此病大忌过服参、芪，如久服寒凉，伤脾，气血俱损者，参、芪亦可用。

妇人室女，经闭成劳，自汗潮热，咳嗽吐红，皆由七情损伤心脾所致，宜本方去参、芎、地黄，加柴胡一钱五分、黄芩、麦门冬、紫苑、地骨皮、牡丹皮、贝母、知母、香附、陈皮各等分。

凡火病易效亦易误，医家当按脉辨症而慎治之。

上部（眼耳口鼻舌牙咽喉是也）

脉

眼病　寸脉浮数，关脉弦数，为风热内障。寸、关浮弦而濇，为风湿肿痒。寸脉弦而沉，为气热痒痛。弦而滑，为痰火攻上。寸浮，关弦，尺濇，为血虚，火盛，水衰，眼目昏暗。

耳病　肾脉浮而盛为风，浮而数为热，濇而濡为虚，右寸滑数为肺经痰火上攻于耳。

口病　关脉洪数。脾气通于口，脾热则口臭，热甚则口糜。口疮，胃热则唇口生疮，口内腥臭。

鼻病　右寸脉洪数。鼻乃肺之窍，鼻病皆肺热所致，肺伤风热，右寸浮数，而鼻塞不闻香臭。

舌病　左寸脉滑数。盖舌乃心之苗，舌病皆心热所致。

心脉系舌本，脾脉络于舌傍，肝脉络舌本。心热盛，则舌生疮破裂；肝热盛，则血上涌；脾热则舌强，甚则滑而胎。风寒所中，则舌卷缩而不能言。

牙病 属肾虚胃火，右关洪数，溢过寸口。兼浮者为风，兼沉者为寒，濡细者为湿。

咽喉 肿痛，两寸必浮洪而数。虽有数种之名，率皆上焦风热所致。

症

按东垣云：十二经脉，三百六十五络，其清阳气上散于目，而为精，其气走于耳而为听。若因心烦事冗，饮食失节，劳役过度，致脾胃虚弱，心火旺盛，则百脉沸腾，血脉逆行，邪害空窍，犹天明而日月不明也。夫五脏六腑之精气，皆禀受于脾，上注于目。脾者诸阴之首也，目者血脉之宗也，脾虚则五脏精气皆失所司，不能归于目矣。心者，君火也，主人之精，宜静而安，相火化行其令。相火者，包络也，主百脉，皆营于目。既劳役运动，势乃妄行，又因邪气所并，而损血脉，故诸病生焉。经曰：目得血而能视[①]。血气盛则精盛，血气衰则精弱，精弱则水虚，水虚则火动，火动则东方实，东方实则肝邪盛，而视物不真矣。所以视植物为动物者有之，视动物为植物者有之。然血有太过不及，皆能为痛，太过则

① 目得血而能视：《素问·五脏生成》作："肝受血而能视。"

目壅塞而障痛，不及则无血养而枯痛。目之锐，皆少阳经也，血少气多。目之上纲，太阳经也，血多气少。目之下纲，阳明经也，血气俱多。惟足厥阴经，连于目系而已。血太过者，血得热而溢于上，所以作痛。治之之法，风热者，发以散之；血少神劳，肾虚者，补血滋阴以调之。实者决之，虚者补之，辛以散之，凉以清之，随其病而药之，无不愈也。

按诸书论耳症不一，有气聋、热聋、阴虚聋、脓耳、聤耳、气厥而聋，又挟风与劳损而聋者。盖十二经脉，上络于耳，其阴诸经，适有交并，则脏气逆而厥，厥气抟入于耳，是为厥聋，必兼眩运。况耳为宗脉之所附，若脉虚而风邪乘之，经气闭而不宣，谓之风聋，必兼头痛。如瘦悴力怯，昏昏积积而暗暗然者，为劳聋，必兼虚怯等症，此好色肾虚者有之。有痰火上升，郁于耳中而鸣。有热气乘虚，随脉入耳，结为脓汁，谓之脓耳。或耳有津液，风热抟之，结硬成核塞耳，亦令暴聋，为聤耳。大抵耳属足少阴之经，肾之寄窍也，肾气通于耳，所主者精，精气充足，则耳闻而聪也。若劳伤气血，精脱肾败，则耳聋矣。治之之法，风者散之，热者凉之，肾虚者补而养之，痰火者清而降之，各随其宜，不可不察也。

口臭生疮，皆脾胃中有浊热所致。盖脾热则口干燥，胃热则唇破裂。又云：五脏之气，皆通于口。是以脾热则口甘，肝热则口酸，肾热则口咸，肺热则口辛，心热则口苦，胃热则口淡，胆热则口酸苦，皆因谋虑不决而得。

丹溪云：鼻乃肺之窍，因心肺上病而不利也，有寒有热，寒邪伤于皮毛，气不利而壅塞，热壅清道，所以塞而不闻香臭矣。又有面鼻红紫黑，皆热伤血而血热所致。盖面乃阳中之阳，鼻居面中，一身之血运到面鼻，皆为至清至精之血。多酒之人，酒气熏蒸于上，面鼻得酒热之气，血为极热，血热复遇感冷，污浊凝结不行，面鼻紫黑而肿，俗名酒皻鼻是也。治宜清热，化滞血，生新血，或曰酒皻鼻者，皆由肺经壅热所致。盖肺气通于鼻，清气出入之道路，或因饮酒，气血壅滞上焦，邪热伏留不散，为鼻疮矣。或肺经素有风热，虽不因酒，亦自生也，齆鼻塞肉，亦由于此。

舌病，乃心肝脾壅热所致，说见脉下。

牙齿肿痛，按东垣论云：齿者肾之标，骨之余，上龈隶于脾土，足阳明胃之脉贯络也。手阳明，恶寒饮而喜热，足阳明，喜寒饮而恶热，热甚则齿动龈脱，作痛不已。有恶寒痛者，有恶热痛者，有恶寒恶热痛者，有恶热饮少、寒饮多痛者，有动摇痛者，有齿袒则痛者，有齿龈为疳所蚀，血出而痛者，有龋肿起而痛者，有脾胃中有风邪，但觉风而痛者，有痛而臭不可近者。盖齿为关门，肾之荣，骨之余也，肾衰则齿豁，精固则齿坚。大肠虚，则齿露，大肠壅，则齿浮。挟风则攻于头面，眼目疳䘌，则龋脱为痔，亦有气郁而致者，医者诚能求其本而疗之，厥疾弗瘳者，未之有也。

喉痹，按子和云：热气上行，抟于喉之两旁，近外肿作，以其形似，是谓乳蛾，一为单，两为双也。比乳蛾差小者，名喉痹。热结于舌下，复生一小舌，名曰重舌。胀热，结于舌中肿起，名曰木舌。胀热结于咽喉，肿绕于外，且麻且痒，肿而大者，名曰缠喉风。喉痹暴发暴死者，名曰走马喉痹。

其名虽殊，火则一也。夫少阴君火，心主之脉，手少阳，相火三焦之脉，二火皆主其脉，并络于喉，气热则内结，结甚则肿胀，肿胀甚则闭，闭甚则不通而死矣。至于嗌干咽痛，颔肿舌本强，皆君火之为也，惟喉痹急，连属相火也。经云：甚者从之。又云：龙火以火逐之。故古人疗喉痹等症，用甘桔等汤治之。世医不达此旨，妄云大寒之剂，或至冷草药服之，扞挌其气而不救者，吾见多矣。其出血之法，最为紧要，但人畏针，委曲旁求，若病之急者，即闭而死，良可痛哉！

治

河间云：目疾在腑为表，当除风散热，在脏为里，当养血安神。如暴失明，昏涩翳膜，眵泪班疮，入眼暴散，皆表也。此风热所干，宜表散以去之。如昏弱不欲视物，内障见黑花，瞳散睛背，久病，皆里也。此血少神劳，肾虚所致，宜养血补水安神。王节斋云：眼痛赤肿，古方用药，内外不同。在内汤药，则用苦寒、辛凉之剂，以泻其火。在外点洗，则用辛热、辛凉之药，以散其邪。故点药莫要于冰片，而冰片大辛热，以其辛性急，故借以拔出火毒，而散其热气，古方用烧酒洗眼者，皆此意也。大概火眼是火邪上攻于目，故内治用苦寒之药治其本也。然火邪既客于目，从内出外，若外用寒凉以阻逆之，则郁火内攻，不得散矣，故点药用辛热，而洗眼用热汤，是火抑则发，因而散之，从内达外法也。《治法》云：久病目昏暗，熟地黄、当归为君，防风、羌活、甘菊佐之。暴发赤肿，芩、连、防风为君，以泻火，四物为佐，以凉血养血，羌活、柴胡、甘菊为使，以疏风散热。血气壅盛而痛，四物，加龙胆草、大黄以下之。肥人多是痰火，宜凉血清热行痰。瘦人多是血少火盛，宜养血药为主，少加风药佐之。

丹溪云：耳聋，属少阳、厥阴二经郁热多。有气闭者，有痰火上攻而鸣，或聋，治宜开痰散风热，通圣散、滚痰丸之类皆可用。大病后与阴虚火动而聋者，宜滋阴降火，以四物汤，加知母、黄柏。耳鸣，宜当归龙荟丸，饮酒厚味之人，宜木香槟榔丸。王节斋云：耳鸣一症，世人多作肾虚，治不效，殊不知此是痰火上升，郁于耳中而为鸣，郁甚则壅闭矣。大抵此症，多因先有痰火在上，又感恼怒而得，怒则气上逆，而少阳之火客于耳也。若肾虚而鸣者，其鸣不甚，治宜详之。

口病或疮，皆中上二焦积热，轻者泻黄散，重者凉膈散主之。口病服凉药不愈者，此酒色过度，劳役不睡，或因忧思损伤中气，虚火泛上无制，用理中汤，加附子或官桂冷服。一方治口疮，以黄连六钱、官桂一钱，为末，噙下，或调敷[①]疮上，甚效。口臭以黄连、生甘草、藿香、兰草、扁豆、砂仁为末，清茶调下。

鼻塞不利，有肺热，或肺经素有火邪，久郁于内，遇寒便塞，宜清肺降火，而佐以通气之剂。亦有感冒风寒而致，鼻塞声重，或流清涕者，作风寒治，宜表而散之。鼻或红，

① 敷：原作“付”，据文义改。

及酒皶鼻者，皆热伤肺经，以致血气壅滞，宜凉血化滞，清肺药主之。

舌肿舌疮，皆心热所致，治宜泻心汤，甚者黄连解毒汤。舌胎者，治各有法，如伤寒舌胎，或黄或黑者，谅轻重下之，详见本门。杂病舌胎，宜清之，黄连解毒汤，或凉膈散，选而用之。

王节斋云：牙床肿痛，或齿动摇，或黑烂脱落，世人皆作肾虚治，殊不知此属阳明经湿热。盖齿虽属肾，而生于牙床，上下牙床属阳明大肠与胃，犹木生于土也。肠胃伤于美酒厚味，膏粱粘滑之物，致湿上攻，则牙床不清，而为肿为痛，或出血，或生虫，故齿不得安，而动摇黑烂脱落矣。治宜泻阳明经之湿热，去肠胃中之伏火，则牙床清宁，而齿自安固矣，以防风通圣散，去芒硝主之。

丹溪云：喉痹之病，多属痰热，虽有数种之名，轻重之异，乃火之微甚故也。微者以酸觅之，甚者以辛散之，甚而急者，惟用针砭刺出血，最为上策。人火以凉治之，龙火以火逐之，或用吐法尤妙。经云：咽与喉，会厌与舌，同在一门，而用各异。喉以候气，故通于天，会厌管乎其上，少司开阖，掩其厌，则食下不掩，其喉必错，必舌抵上腭，则会厌能闭其喉矣。四者相交为用，缺一则饮食废而死矣[①]。

① 咽与喉至缺一则饮食废而死矣：出自金·张从正《儒门事亲·卷三·喉舌缓急砭药不同解二十一》，非《黄帝内经》句。

方

四物菊花汤 治一切眼疾，清热、养血、疏风。

川芎七分 当归酒浸，一钱五分 白芍药一钱五分 怀[①]生地一钱 甘菊花一钱五分 防风七分 黄连八分 白扁豆七分 甘草生用，五分 甘州枸杞子八分

上作一服，水一钟半，煎八分，食后服。兼有他症，依后加减。

肝经壅热，加龙胆草一钱、黄芩一钱、赤芍药八分、青皮五七分，甚者，加大黄酒蒸过三钱下之。

肺经壅热，白睛红，加桑白皮、黄芩、山栀、麦门冬、石膏各等分。

心经壅热，睛红内障，加赤茯苓、麦门冬，倍黄连。

胆腑热，睛红肿痛，隐涩难开，加龙胆草、柴胡各一钱、青皮七分。

胃中伏火上攻，赤肿胀痛，加连翘、黄芩、石膏各一钱五分、大黄三钱。

肝肾虚眼暗，加熟地黄、山药各一钱二分、黄柏八分、五味子五分，去黄连。

翳膜遮睛，加草决明、密蒙花各一钱、木贼八分，外用点药。

---

① 怀：原作“淮”，据本书《卷四·补门·诸虚·方·大造丸》地黄“怀庆出者佳”，统一改为“怀”。下同。

能远视，不能近视，乃血盛气虚，加人参、白茯苓各一钱、石菖蒲五分。

能近视，不能远视，乃气盛血虚，倍当归，加熟地黄一钱五分。

风热火眼，加羌活、柴胡、黄芩各一钱、连翘、赤芍药各八分、大黄三钱。

目疾久服寒凉伤脾，致脾胃虚损，不能生血，反昏暗者，宜服清神益气汤。

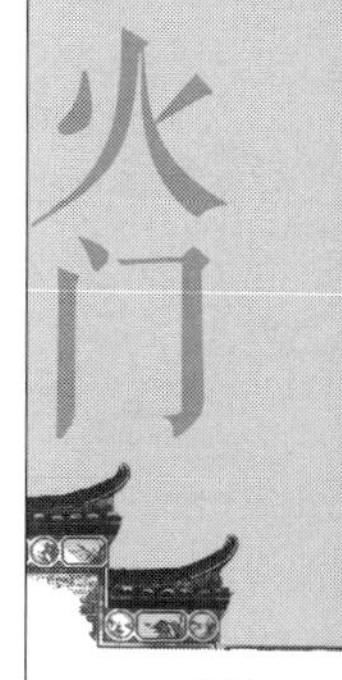

又方

固本还睛丸 出《医学正传》 治肝、肾、脾、肺虚损，风热乘之，以致目暗不明，视物昏花，或翳膜朦蔽，内外障痛，一切眼疾，并宜服之，久服诚有奇效，非惟明目，且能滋养百骸，调和五脏。

天门冬去心，二两　怀生地黄二两　人参一两五钱　麦冬去心，二两　怀熟地黄二两　当归一两五钱　五味子七钱　青葙子一两　石斛一两五钱，去根　牛膝酒洗，一两　犀角一两，炒　川芎一两　枳壳麸炒，一两　黄连酒炒，一两　兔丝子酒洗，去土，蒸熟，捣碎，晒干，一两五钱　枸杞子甘州者，去梗，一两五钱　柏子仁去壳，净，炒，一两五钱　决明子炒，一两五　杜仲姜汁炒，断丝，一两　羚羊角白者，一两　黄柏盐酒炒，一两五钱

上二十一味，除二冬、二地酒煮捣膏，柏子仁另研，余药共为细末，炼蜜为丸，如梧桐子大，每服九十丸，空心盐酒送下，忌煎炒、五辛、发物。

又方

和气饮　治耳鸣久聋。

川芎一钱　当归一钱　乌药一钱五分　陈皮八分　贝母一钱　黄芩酒炒，一钱　山栀八分　桔梗七分　升麻三分　木通八分　木香三分　石菖蒲一钱五分

上作一服，姜三片，煎熟，加葱自然汁半盏，和服。

又方

加减凉膈散　治口鼻舌诸病，皆由上焦壅热所致。

连翘　栀子　黄芩　石膏　大黄各一钱五分　防风　荆芥　薄荷各八分　甘草四分　当归　川芎　白芍药　生地黄　麦门冬各一钱

上作一服，水一钟半，煎，食后服。

口疮，加黄连一钱二分、桂二分。唇疮，加同上。

腮肿，加升麻五分、白芷七分、牛旁子一钱五分，倍石膏。

舌肿胀，加白芍药、黄连各一钱、玄明粉八分。

舌疮，加黄连、青黛各一钱。舌胎，加同上。

牙缝舌根，无故出血，加牡丹皮、侧柏叶、槐实各一钱。

牙疼，加升麻五分、白芷八分、黄连一钱、川椒七粒。

走马牙疳，以女人溺桶中白垢火煅，一钱、铜绿三分、胆矾二分、麝香一分研末敷上，立效。

咽喉肿痛，加黄连、山豆根各一钱、玄参、桔梗各八分、牛旁子一钱五分、升麻三分，一法本方加马兰根、夏枯草各二钱、三钱。大抵咽喉之症，所关甚急，煎药则但能拔去火邪耳，惟

以针刺出血，为急要法也。

下部（淋浊疝及女人血崩带下是也）

脉

淋家之脉，尺细而数，左尺脉数，妇人则阴中生疮，男子则为气淋。肺脉浮弦而濇，为便闭。鼻头色黄者，小便难，尺、寸急数，为小便闭。右寸肺主之，左尺肾、膀胱主之。尺脉芤者，便血。尺脉实数者，热结膀胱而小便淋沥不利也。

遗精白浊，女人带下赤白，尺、寸必洪大而濇。按之无力，或细微，或沉紧而濇，皆为元气不足。又云：急疾者难治，迟者易治。女人两尺弦细者，必白带。洪数者，必赤带。淋浊带下，皆下焦湿热之所为也。

疝脉，关尺弦急，或寸口弦紧为寒，豁大急抟为热，沉、迟、浮、濇皆为疝。痛视在何部，而知其脏，如心、肝、脾、肺、肾之属，各按本经脉症治之。又云：牢急者生，弱急者死。

崩漏之脉，两尺洪数而疾为热，微迟弦细为寒。寸微、关弦、尺芤，为气盛血衰。大抵血崩之脉，属火者脉多洪数。又云：迟缓者易治，急疾者难治。

症

丹溪云：淋有五，皆属于热。又云：小便滴沥痛者淋，急满不痛者，谓之闭也。亦有痰气闭塞于上，热结于下，宜

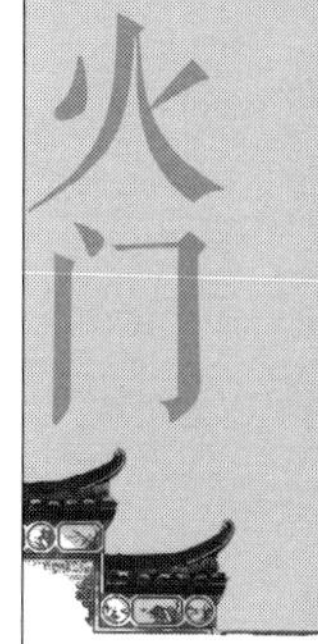

吐以提其气，气升则水自降，而热自除。盖气乘其水，而气不得下输，热结膀胱，而小便淋闭不利也。譬犹滴水之器，必上窍通而下窍之水出焉，其斯之谓欤?

戴氏云：便浊带下，俱属湿热，虽有赤白之异，终无寒热之分。河间云：天气热则水浑浊，寒则澄清。由此观之，湿热明矣。盖寒则坚凝，而热则流通故也，何疑之有哉?

《集成》云：疝之一症，专主肝经，肾经绝无相干。或曰：肝经与冲、任、督脉所会，聚于阴器。伤于寒，则阴缩，伤于热，则纵挺不收。盖木性急速，火性暴，而痛亦暴也。前人论疝甚多，或曰膀胱，或曰肾，或曰小肠气，其实皆归于肝经也。大抵此病始于湿热在经，遏而至久，又得寒气外束，不得疏散，所以作痛。若只作寒论，恐为未备，必兼湿热乃可。

《内经》曰：阴虚阳抟谓之崩。按东垣论云：由脾胃气亏，下陷于肾，与相火相合，湿热下迫，而致崩也。亦有肾水枯竭，真阴虚损，不能镇守胞络相火，故血走而崩也。盖脾胃气血之本，心者血之府，脉者人之神，俱不足而生火，火得以乘虚，而迫血妄行也，宜详治之。

治

《治法》云：淋属湿热，宜五苓，加山栀、木通。老人血气虚而淋，宜参、芪、归、术，带木通、山栀。肾虚者补肾，兼利小便，不可独用利药。死血者，四物汤，加牛膝主之。痰气滞于上焦，宜二陈吐之。若湿热流注下焦，热结膀胱，而小便闭涩，用益原散，以黄柏、山栀、泽泻、煎汤调下切当。大抵淋闭之症，有肺燥不能生水，治宜清金，车前子、茯苓、麦门冬、黄芩之类；有热结膀胱，宜泻膀胱火，黄柏、知母之类；有脾湿不运，而精不升，故肺不能生水，当燥湿健脾，苍白术、陈皮之类，治各有别。

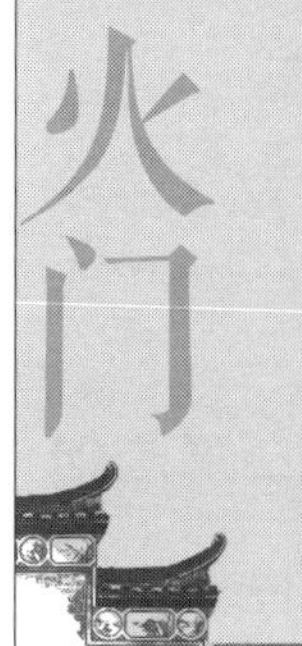

丹溪云：浊与带同是湿热，白属气，赤属血，治以清热渗湿为主。气虚入参、术，血虚入芎、归，甚者必用吐以提其气，下用二陈，加二术、白芍药、黄柏，煎服。丸药以樗根白皮、黄柏、青黛、干姜、滑石、蛤粉、神曲糊丸服，或用六味地黄丸尤妙。亦有思虑过度，则水火不交，快情恣欲，而精元失守，故尿前尿后，凝结流下，名曰白浊，亦曰遗精。宜抑火养心，安脾，实肾，则水火相交，其流固自清矣。

《辨疑录》云：疝症本湿热，怒气伤肝，房劳过伤，心肾胞络之火郁结于内。盖小肠乃多气少血之经，心气郁结，则腑受邪，肝气一盛，而子亦盛矣，故二气攻入小肠、膀胱，而痛作矣。治用五苓散，内加行气之药，乃利小便出邪之法。按《药性》云：猪苓、泽泻，分阴阳以和心，心与小肠为表里，心和则小肠之气亦通矣。白术利腰脐间湿并死血，茯苓淡渗利窍行湿，桂伐肝邪，伐其本也。加茴香，善治小肠之气；金铃子、橘核，去膀胱肾气；槟榔坠下，少加木通以为导引小肠之火出也。治亦近理，又法治疝，盖因湿热为寒郁而发，用山栀子以降湿热，乌头以破寒郁，二味皆下焦之药，而乌头为栀子所引，其效甚速。

女人崩漏，多因七情之火内动，或因气所使而下。急则治其标，白芷汤，调下百草霜，甚者棕榈灰、莲蓬灰、血余灰俱妙。缓则治其本，以四物汤，加参、术、黄芪、便制香附、地榆、蒲黄、荆芥穗各等分、升麻五分，曾治有效，宜随症加减用之。

方

加减五苓散 治诸淋，及小便闭涩，随症加减用。

白术一钱 赤茯苓一钱 泽泻一钱 木通一钱五分 滑石一钱 桂三分 郁李仁八分 黄芩一钱 山栀子一钱 甘草稍五分 秋石一钱 黄柏童便炒，一钱

上作一服，水一钟半，灯心一握，煎八分，空心服。

血淋，加当归一钱五分、生地黄一钱、牛膝一钱、藕节、侧柏叶各一钱，去桂。

气淋，加青皮、香附、海石各一钱、沉香五分。

结热蓄于下焦，成砂石淋，加归尾一钱、黄柏加一倍、大黄三钱。

小便血出如淋，加归身尾、小蓟根、生地黄、侧柏叶、藕节、蒲黄生用，各等分。小便前后血，加同上。

小便闭不通，加车前子一钱五分、大黄生，三钱或五钱、海金砂一钱。

小便涩，加青皮七分、黄连八分、枳壳七分。

小便多，或不禁，或不时遗出，以八味丸，减泽泻一半，黄柏、知母煎汤吞下，一月即效，亦可治久远遗精白浊。

又方

加减分清饮　治赤白浊，梦遗精滑，及女人赤白带下。

白术　白茯神　麦门冬　黄连　黄柏　益智仁　川萆薢　石菖蒲　乌药　泽泻　牡砺[①]　石莲肉各等分

上作一服，水一钟半，姜、枣煎，食前服。

血虚，加当归、地黄各等分。

气虚，加黄芪、人参各等分。

阴火动，加黄柏、知母各等分、桂三分。

日久者，加升麻、柴胡各五分、龙骨煅，一钱。

女人赤白带，加樗根白皮、赤石脂各等分。

肥人带是湿痰，加海石、半夏、苍术、川芎、香附各等分。

瘦人无带，有即是热，加香附、山栀、青黛各等分。

思想无穷，所欲不遂，梦遗精滑，治在心脾，加半夏、陈皮、甘草、人参、远志、酸枣仁各等分。夜服安神丸，晨服坎离丸，莲肉汤下，或以黄柏、知母煎汤吞下八味丸亦可。

女人夜梦鬼交，四物，加香附、茯神、远志、石菖蒲、牡蛎煅、赤石脂各等分，清晨用莲肉汤调下妙香散。

又方

橘核顺气汤　治疝偏坠，此药劫痛行气，渗湿清热。

白术　白茯苓各一钱　泽泻七分　木通一钱　青皮七分　桂

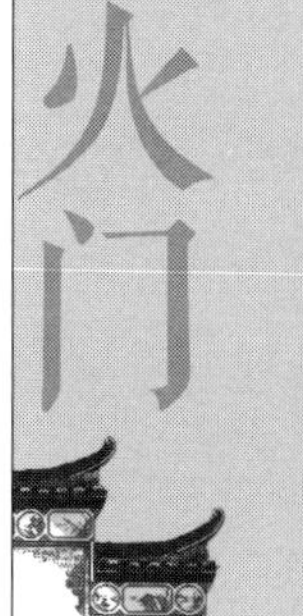

① 牡砺：今统用“牡蛎”。下同。

枝五分　橘核一钱　川楝子一钱　山栀一钱二分　川乌八分　木香五分，不见火　槟榔七分

上作一服，水一钟半，煎，空心服。

血滞，加桃仁、当归各等分。

气滞，加沉香五分、小茴香七分。

寒疝，加吴茱萸一钱，山栀、川乌倍用。

湿郁疝，加苍术一钱五分、木瓜一钱。

食积滞而成疝，加山查、枳实各一钱。

痰涎流注成疝，加半夏、南星、海石、香附各等分。

又方

四物调中汤　治血崩，因七情所伤，脾胃不运，肾水亏损，不能镇守胞络相火，以致水火不交，而血妄下，此缓则治其本也，必多服乃效。

川芎一钱　当归　白芍药　生地黄　熟地黄　人参　黄芪　白术　麦门冬　阿胶炒　香附各一钱五分　荆芥穗　黄柏　黄连　地榆各八分　升麻三分　柴胡五分　陈皮一钱

上十八味作一服，姜、枣，水二钟，煎，食前服，渣煎食远服。

又方

凉血地黄汤　治症同前，此急则治其标也，二三服即效。

川芎一钱　当归　白芍药　生地黄　黄芩各一钱五分　黄柏　知母　藁本　荆芥穗　蔓荆子各一钱　细辛五分　黄连　羌活

防风各八分　升麻　柴胡各五分　甘草　红花各三分

上十八味作一服，姜、枣煎，空心服，渣食远服。

疮疡（疔疮瘰疬）

脉

《诀》云：数而无力为疮疡。《集验》云：脉沉实，发热，烦躁，外无焮肿赤痛，其邪深在里，宜先疏通以绝其源。浮大而数，焮肿在外，当先托里，恐邪气入内也，脉不浮不沉，内外症无知，其在经当和荣卫。脉数，身无热，内有痈脓。脉数，应当发热，而反恶寒，若有痛处，当发痈疽疮疡。脉沉迟而缓者生，急疾而数者死。

症

按《外科论》云：夫外科以痈疽发背冠于篇首，为诸疮之先者何？盖此症变化在于须臾，性命悬于毫发故也。然痈疽之名，虽有二十余症，其要则有二焉，阴阳是也。凡发于阳者，为痈，为热，为实；发于阴者，为疽，为冷，为虚。夫阳发则皮薄，色赤，肿高，多有椒眼数十而痛；阴发则皮厚，色淡，肿坚硬，状如牛颈之皮，不痛。又有阳中之阴，似热非热，虽肿而虚，赤而不燥，作痛而无脓，时浮时消，盛而内腐；阴中之阳，似冷非冷，不肿而实，微赤而燥，有脓而痛，外虽不盛，而内烦闷。阳中之阴，其人多肥，肉紧而内虚，阴中之阳，其人多瘦，肉缓而内实。又有阳变为阴，

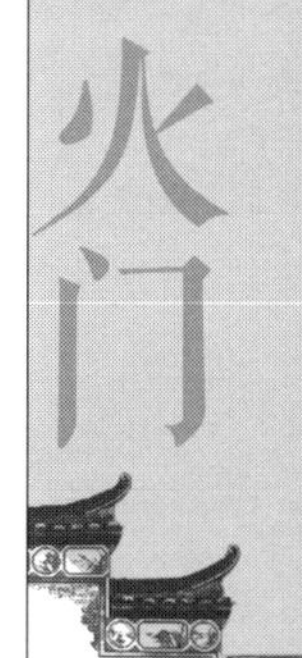

因草医凉剂之过也；阴变为阳，因火艾热药之骤也。然阳变阴，多犹可返于阳，故多生；阴变阳，多不能复于阳，故多死，间有生者，此医偶合于法，百中得一耳。所谓发者，积于中而发于外者也。人之一身，所自本于五脏，五脏之气，皆禀于胃气，胃为五脏之根本，故胃受谷，脾化之以生气血，脾主肌肉，胃气传五脏，以行血脉，经络，灌溉一身，而昼夜一周。虽痈疽有虚实寒热，皆由气郁而成，其因有三：内因、外因、不内外因。内因候于人迎，人迎者，左手关前一分是也。外因候于气口，气口者，右手关前一分是也。人迎气口之脉和平，则为不内外因也。其原有五：一天行时气，二己情内郁，三体虚外感，四身热搏于风冷，五食烧炙、饮醇酒、服丹石热毒等药。以五者为邪，气郁于胃中，胃气盛而体实，则邪气相搏，而流注于经络，涩于所滞，血脉经络，壅结而成痈。胃气弱而体虚，则邪气盛而宿于经络，凝涩流积，血脉不潮，内腐而成疽。故曰外形如粟，中可容榖，外貌若钱，中可安拳。恶毒脓管，寸长深满，脓血相黏，用药可痊。臭秽无丝，血败气衰，阳绝阴盛，仙难救命。善用药者，当审人虚实，察病冷热，推其所因，究其所原，而后治之，内外相应，不可一概而论。如病发于阳而极热，必当顺其气，匀其血，气顺则宣通而不滞，血匀则流动而自散，气乃为阳，血乃为阴，阴阳调和，其病自安。外则用凉药而触之。内热反盛，热盛则血得凉而易散，甚则热已痿，而血凝于凉，以致血不散，此阳变为阴，渐成坏烂之根，急投温剂以治，解其外攻四围之血路，出其中间已成之脓毒，然后依法以收其功。如病发于阴而极冷，则内用平补之药，以宣其气，滋其血，助其元阳，从其脾胃，待其饮食进，而后须顺气匀血，如常法。外用热药以潮一身之气血，回死肌，拔毒气，后用温药以散之。其极冷者，或又为凉药所误，不得已，于三建汤而回阳，病必旁出再作为佳，此阴变为阳之候，更生之兆也。若内不回，外症不见，是为独阴绝阳，不可治矣。盖阳者气也，阴者血也，阳动则阴随，气运则血行，气耗则血死，血死则病死矣。冷症则用热药，不过行其气血，气血遇热则行，遇冷则止，须斟酌用之，当先以乳香、轻粉救其心，护其膜。盖心为一身之主宰，膜为五脏之囊橐，病之初起，毒上攻心之胞络，故先呕逆而后痈疽，或先痈疽而后呕逆者，皆由毒攻于胞络，根于心也。心主受毒，神无所舍，元气昏瞑，毒之始萌，傍腐肌肉，治若不早，毒气透膜，膜透则元气泄，脏腑失养，精神枯槁，脉自坏绝。病有至盛，内见五脏，可得其生者，膜完故也；病有至微，肌肉未溃而死者，膜先透也。是以救心护膜，当为治者之先务，亦外科之良法也。此乃论痈疽之要，其神圣功巧，不可具述，非寻常医流，一草一木，一针一刀，所可以得其要者也。

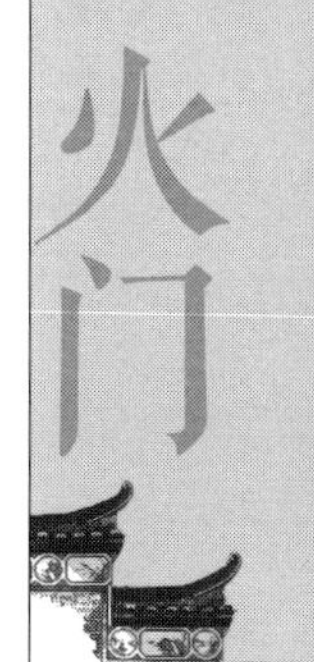

方

加味托里散　治发背痈疽，无分脑乳附骨等处，及诸疔瘰疬，一应肿毒，肿未成即散，已成即溃，败脓自出，腐肉自去，痛苦自减，大有神效，非常功也。

人参　黄芪　桔梗　防风并去芦　川芎　当归　官桂　厚

朴　白芷各一钱　甘草五分　白芍药　木香　大腹子　乌药　枳壳　紫苏各一钱

上作一服，水一钟半，生姜二片，葱白一根，煎至七分，加酒一呷。病在上，食后服，病在下，食前服。兼有他症，依后加减。

病不退，加白术、白茯苓、熟地黄各一钱。

不进饮食，加砂仁七分、香附一钱。

痛不住，加乳香、没药另研，煎熟放下，各一钱。

水不干，加知母、贝母各一钱。疮不穿，加皂角刺一钱。

咳嗽，加陈皮、半夏、杏仁各一钱。

大便秘，加大黄三钱、枳壳一钱。

小便涩，加麦门冬、木通、车前子各一钱、灯草二十根。

脚气，加木瓜、黄柏各一钱。

又方

仙方活命饮　治外科一切病症，已成即溃，未成即散，二三服立效，轻者一服即效，予用此方治乳痈瘰疬，大有奇效。

滴乳另研，药熟化下　防风　白芷　贝母　赤芍药　当归尾　明没药研　皂角刺　天花粉　甘草节　川山甲炮，以上各一钱　陈皮　金银花各三钱

病在背俞，皂角刺为君就本方加作三钱。

在腹募，白芷为君加作三钱。

在胸次，加瓜娄仁去壳二钱。

在四肢，金银花为君依本方。

疔疮，加紫河车、草根三钱。

瘰疬，加夏枯草三钱。

乳痈，加夏枯草三钱、青皮一钱。

上作一服，无灰酒五茶钟，装入有嘴瓶内，以厚纸封口，勿令泄气，煎至三大钟，去渣，作三次服，接连不断，随疮上下，食前后服。能饮酒者，服药后，再饮三五杯。此药并无酒气，不动脏腑，不伤气血，忌酸薄酒、铁器。服后侧卧，觉痛定回生也，神效不可具述。

真人偈云 真人活法世间稀，大恶痈疽总可医。消毒只如汤泼雪，化脓渐使肉生肌。阴功何止万人活，神效何须刻日期。留下仙方诚信授，存仁修制上天知。

按：此方不问阴阳虚实，善恶肿溃，或大痛，或不痛，先用此剂，大势已退，然后随症调治，其功甚捷，诚仙方也。

又方 瘰疬灸法 不问远年近日，一切瘰疬，但灸立愈。

男左女右手，以草心于中指第二节起，比至臂上挨掌第一横纹止，剪断，再将草心于百劳穴骨尖上比起，至草心尽处是穴，以墨记之，于墨上灸，一岁一壮，立愈。

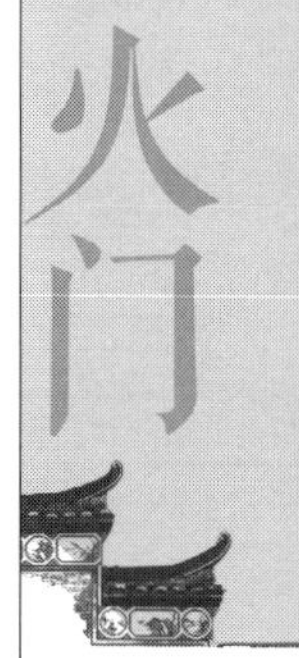

气门

诸　气

脉

《脉诀》云：沉脉为气，沉极则伏，濇弱难治。沉滑兼痰，沉弦兼怒，沉数兼热，沉迟兼寒，沉濡兼湿，浮弦兼风，沉濇而结为郁，沉而有力为气实，沉而无力为气虚，随各部见之，为本经之病，临症宜详审之，下仿此。

症

经云：诸痛皆因于气[①]，百病皆生于气。怒则气逆，喜则气缓，悲则气消，恐则气下，寒则气收，热则气泄，惊则气乱，劳则气耗，思则气结，此九气之不同也。古法治九气，以所不胜者制之，如怒则以悲胜之之类是也。

治

《辨疑录》云：喜乐恐惊，耗散正气，怒忧思悲，郁结邪气，结者开之，木香、香附之类，散者益之，人参、黄芪之

① 诸痛皆因于气：出自《儒门事亲·卷三·九气感疾更相为治衍二十六》。

类。世人多泥于气无补法之语，不审虚实，往往多用燥利之药，若气实者用之为当，气虚不补，邪何由行？

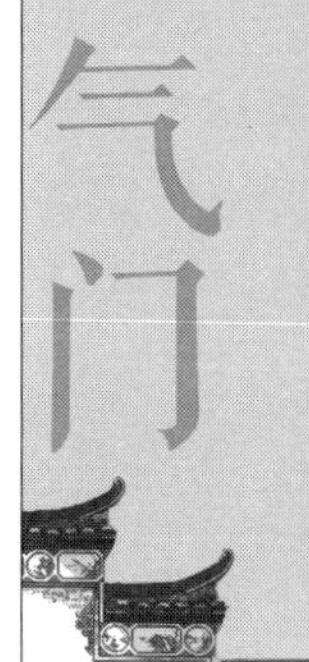

方

四君子汤　气主方，扶胃降火，补虚固本，主男子用，若女子气虚，亦宜用之。

人参补中益气，去芦，一钱五分　白术扶胃健脾，炒，二钱　白茯苓养心利水，去皮，一钱　甘草和中降火，炙，四分

上用姜一片，枣一枚，煎服。兼有他症，依后加减。

劳瘵咯血，加山药、黄芪、粟米、阿胶各等分。

吐血后虚损者，加黄芪一钱五分、白扁豆一钱、麦门冬一钱二分。

心烦口渴，加麦冬一钱二分、竹叶一钱、山栀一钱、五味子九粒。

心热，加麦门冬、茯神、黄连各八分。

潮热往来，加柴胡、地骨皮各一钱、黄芩八分。

腹痛，加白芍药一钱五分、干姜炒、官桂各七分、厚朴八分、青皮五分。

胃冷，加丁香、附子制、砂仁各等分。

气痛，加木香、玄胡索各八分、当归一钱。

有痰，加陈皮去白、贝母、半夏姜制，各一钱二分，去人参。

气虚甚者，加黄芪一钱五分、熟附子一钱。暑月亦加。

脾胃虚弱，加陈皮、山药、当归各一钱、黄芪一钱二分。

遍身疼痛，加当归一钱五分、木香五分、北五加皮一钱，去

人参。

半身右边不遂，加姜汁、竹沥各半盏。

腹胀不思饮食，加砂仁、白豆蔻、枳实各七分，去人参。

气虚成痿，加苍术、黄柏、黄芩、木瓜各八分。

心烦不定，加辰砂、酸枣仁、远志各七分、麦门冬一钱。

咳嗽，加杏仁、桑白皮各七分、五味子十粒、贝母、瓜蒌仁、陈皮各八分，去参、术。

暑月病热，口渴，唇干，谵语，脉虚细而迟，加黄芪、麦门冬各一钱五分、五味子九粒、川归、白芍药、附子制熟，各一钱。

气短，小便利，加黄芪，去茯苓。

中风气虚，加黄芪。有痰，加姜汁半盏、竹沥一盏。

久疟，热多寒少，加黄芪一钱五分、柴胡、知母、地骨皮各一钱。

病后虚热，加麦门冬、川归、黄芪各一钱、升麻、柴胡各三分。

脾困气短，加砂仁、木香各五分、白扁豆、黄芪各八分。

盗汗不止，加黄芪、陈麦曲各一钱五分、麦门冬、酸枣仁各八分、当归一钱二分。

自汗不止，加黄芪一钱五分、当归、麦门冬、熟地黄、麻黄根各八分。

心血虚，不眠，精神恍惚，加当归、酸枣仁各一钱、黄芪一钱二分、圆眼三个，去壳。

四肢懒惰，嗜卧，加白扁豆、山药、砂仁、当归、陈皮各八分。

气血虚，眩运，加黄芪、天麻、半夏、荆芥穗各一钱。

水泻不止，加麸曲、木香、砂仁、肉豆蔻各七分。夏月，加黄连、扁豆炒、车前子、泽泻各七分。

四肢恶寒，有热，加麻黄、桂枝、川芎、当归各一钱，去人参。

妇人安胎，加黄芩、当归、阿胶、艾叶减半各一钱、枳壳五分。

漏胎，加续断、地榆、当归、白芍药、荆芥穗、黄芩各八分。

产后泻痢，加厚朴、苍术、白扁豆、砂仁、肉果各八分。

产后脾胃弱，加砂仁、白扁豆、山药、莲子①、陈皮各一钱。

小儿脾胃虚弱，不纳食，易泻，加山查、肉果、砂仁、厚朴、苍术、陈皮各八分。

小儿诸疳，加胡黄连、银柴胡、使君子肉、山查各一钱。

小儿慢惊，加全蝎、白附子、天麻各七分、薄荷叶七片。

男、妇虚劳，有热，加当归、白芍药、熟地各一钱、柴胡、秦艽、地骨皮、牡丹皮各八分、黄柏蜜炒，五分、青蒿三分。

男、妇气虚渴，加木瓜、干葛、乌梅各一钱。

男、妇五心烦热，面色痿黄，加当归、白芍药、柴胡、

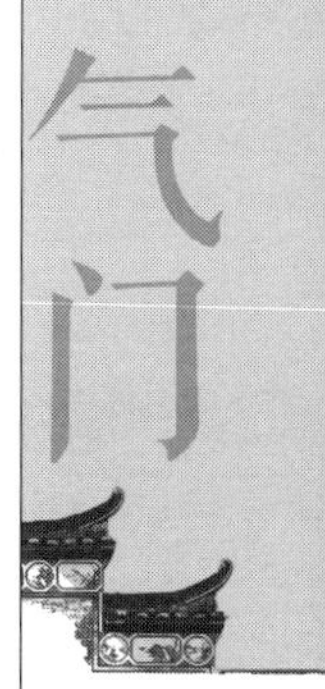

① 莲子：原作“连子”，据本书《卷一·寒门·内伤（脾胃附）·方·参苓白术散》改。

麦门冬各一钱。

小儿痘疮淡白不起者，气虚也，加黄芪八分、官桂五分、木香三分。

大人、小儿夏月吐泻，加藿香、白扁豆、陈皮、厚朴、苍术、干葛各八分、木香三分或五分。

中脘寒痛，或手足爪甲青，四末厥者，加干姜一钱，去茯苓，甚者，加附子一钱。

久泻痢，元气下陷者，加升麻五分。元气脱者，去升麻，加附子制熟，一钱五分。

老人气短，小便短少，加黄芪，吞滋肾丸。

思虑过伤心脾，昼则困倦，夜反不寐，加黄芪、当归、麦门冬、酸枣仁、圆眼肉各一钱，仍服天王补心丹。

遗精白浊，气虚者，加山药、莲子、芡实各等分。

诸疮内托，加黄芪、防风各一钱、连翘、金银花、黄柏、牛旁子各八分。

诸疮疡后，气血虚损者，加当归、白芍药、黄芪、黄柏各[①]分。

诸虚眩运，眼见黑花，加天麻、半夏、川芎、当归各等分。

脾胃不和，加砂仁、厚朴各七分、陈皮、苍术各一钱。

呕逆恶心，加半夏、生姜、陈皮各八分、砂仁五分、丁香三分。

---

① 各：后疑有脱字。

皮黄，加黄柏、苍术各一钱五分。

妇人有孕恶阻，加陈皮、枳壳、砂仁各等分。

妇人赤白带，属气虚者，加苍术一钱、升麻五分、芡实八分。

气虚潮热，加麦门冬、地骨皮、柴胡各八分、黄芩七分。

气虚恶寒，加黄芪一钱、桂枝五分，背恶寒同。

下元冷极，加干姜、附子炮，各等分，去茯苓。

上四君子汤加减方法也，须量病轻重虚实，临症斟酌方剂大小，庶无实实虚虚之误，倘收未备，惟达者正之，幸甚。

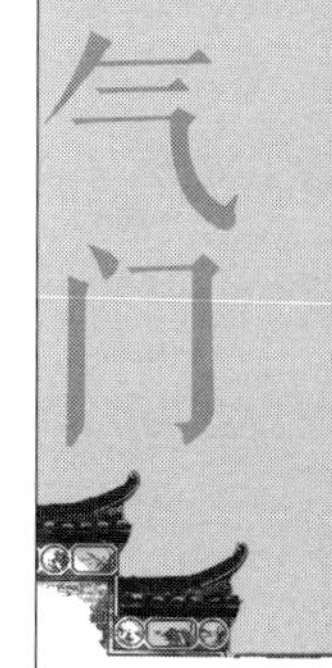

血门

诸　血

脉

经云：脉洪滑，为血盛；脉濇弱，为血虚；脉如泻漆之状者，为亡血；脉芤为失血；细弦濇，按之无力，为脱血；浮弱，按之绝，为下血；烦咳脉芤者，为吐血；沉弦而数，为衄血。诸血症，身凉脉静者生，身热脉大者死。肠澼下脓血，弦绝则死，滑大则生。

症

丹溪云：有吐血、咯血、衄血、唾血、大小便血之异，又女人血崩、血漏，大抵皆由火盛致血错经妄行，脉必大而芤，或因怒气而得者。经云：怒则气逆伤肝，甚则呕血，脉必弦大而芤。下血崩漏，亦属热与虚，盖热则流通，虚则下漏，脉必急疾而数，宜加详审。

治

按经云：血从上出，皆是阳盛阴虚，有升无降，血随气上，越出上窍，宜补阴抑阳，气降则血自归经，血从下走，皆由内外有所感伤，浊热凝停于胃内，随气下流，亦妄行之义，或云大便见血，为内伤络脉所致，小便见血，为损伤心肾，阴火妄动所致，女人崩漏，皆由七情损伤冲任所致，三者皆宜清气降火，养心理脾为主，盖气清则血和，心脾旺则血有所统摄，而自无妄行之患矣。

方

四物汤 血主方，生血去热，补虚益精，主女人用，男子血虚，亦宜用之。

川芎（清阳、和血、行血，肝经药，春天倍用，女人加此味）去芦，八分 川归（润中、和血、养血，肾经药，冬月倍用）去芦，酒浸，晒干，一钱五分 白芍药（缓中、破血，心、脾经药，夏月倍用）酒炒，一钱二分 地黄（凉血用生，补血用熟，滋阴、生血，肺经药，秋月倍用）姜汁浸，晒干，一钱（男子加此味）

上为㕮咀，每服姜一片，水煎，食远服。随有他症，依后加减。此方春宜加防风，夏宜加黄芩，秋宜加天门冬，冬宜加桂枝，此常服顺四时之气，而加减未有不中者也。

血虚腹痛，微汗恶风，加官桂七分，倍芍药。

嗽痰，加桑白皮、杏仁、麻黄、贝母各等分。

大便秘，加桃仁、大黄、麻仁、枳壳减半，余各等分。

血虚头眩，加天麻、防风、荆芥穗各一钱。

虚寒脉微，气难布息，不渴，便清，加干姜、附子各一钱。

中湿，身重无力，身冷微汗，加苍术、白术、白茯苓各一钱二分。

筋惕肉瞤，属血虚也，加天麻、人参各一钱，伤寒筋惕肉瞤自有本条。

转筋属热，加酒芩、红花、木瓜、苍术各等分。

两胁胀满，加枳实、半夏各八分、白术一钱，去地黄。

身上虚痒，加黄芩、防风，煎调浮萍末一钱。

小便秘涩，属血虚，加茯苓、泽泻各八分、牛膝一钱、甘草稍五分。

盗汗属阴虚者，加麦门冬、知母、黄芪、浮麦、麻黄根各等分。

自汗，加人参、黄芪、麻黄根各一钱、桂枝五分。

劳瘵阴虚火动，加白茯苓、贝母、陈皮、欵冬花、杏仁、黄柏、知母各一钱、甘草三分。有热，再加秦艽、地骨皮各一钱。

阴虚喘嗽，或吐红者，加知母、贝母、黄柏、五味子十二粒、人参、麦门冬、桑白皮、地骨皮、牡丹皮、欵冬花、紫苑各等分，如肺火盛者去人参换沙参。

阴虚发热，烦渴不能坐卧，加麦门冬、山栀、黄柏、知母各一钱。

阴虚潮热，加柴胡、知母、黄芩、地骨皮各一钱。

半身不遂，左边，加桃仁、红花各八分、姜汁半盏、竹沥一盏。

血痢，加黄连、荆芥穗、地榆各一钱、木香五分、枳壳七分。

风虚眩运，加天麻、秦艽、羌活各一钱。

脚气冲心，加炒黄柏一钱。

口干烦渴，加麦门冬、乌梅各一钱。

四肢冷气痛，加良姜、玄胡索、木香、吴茱萸各等分。

血气虚弱，起则无力而倒，加白术、陈皮、人参各一钱。

血虚刺痛，五心热，加山栀、香附、乌药各一钱、官桂、青皮各五分。

血虚甚者，加人参、附子各一钱。暑月，再加麦门冬八分、五味子十粒。

腹中积血气块，加木香五分、三棱、莪术、干漆各八分。

乍寒乍热，加人参、白茯苓、柴胡各一钱。

血虚成痿，加苍术、黄柏，下补阴丸。

老人性急作劳，两腿痛，加桃仁、陈皮、牛膝各一钱、甘草生，五分，入姜汁半盏，服三四剂而安。

少年患痢，用湿药太过，致痛叫号，此恶血入经络也，加桃仁、红花、牛膝、黄芩、陈皮各八分、生甘草五分，入姜汁半盏，水酒煎服三四贴，或十数贴而安。

午后嗽，即阴虚嗽也，加黄柏、知母、天门冬、瓜蒌仁、贝母各八分。

贪劳人，秋深发热，浑身发热，手足皆疼如煅，昼轻夜重，倍川芎、芍药，加人参一钱五分、五味子十五粒。如病加喘，手足仍疼，再加人参、白术、牛膝、桃仁、陈皮各一钱、生甘草五分、槟榔七分、生姜三片，煎服五十贴而安。

衄血，加黑山栀仁、黄芩、麦门冬、牡丹皮、扁柏叶各一钱，入童便半钟。又法，本方加麻黄三钱、葱白三根，一服汗出即止。

吐血，加牡丹皮、黑山栀仁、童便浸香附、犀角、藕节、京墨各等分，入童便半钟煎。又法，以患人吐出血，取起烙干，研为细末，以当归煎汤调下，此吴球子血导血归之法也。

咯血，加麦门冬一钱五分、童便二盏、姜汁半盏、青黛一钱、山栀仁炒黑，一钱。

唾血，加天门冬、麦门冬、知母、贝母、百部、熟地黄各一钱、黄柏八分、桔梗、远志各五分。

咳血，痰火伤血也，加贝母、瓜蒌仁、青黛、香附、杏仁、阿胶各八分、童便二盏、姜汁半盏。肾虚肺痿咳血，加天门冬、麦门冬、知母、贝母、紫苑、桔梗、玄参、杏仁、阿胶、薏苡仁各等分。

痰涎血，出于脾也，本方去川芎、地黄，加黄芪、黄连、甘草、陈皮、山药、薏苡仁各等分。

大便下血，即肠风下血也，热者，本方加炒山栀、牛胆、槐实、黄连、枳壳、阿胶、荆芥穗、升麻少，余各等分。虚者，加人参、白术各一钱五分、黑干姜、升麻各五分、陈皮八分、甘草三分。

小便溺血，加山栀、木通、小蓟、琥珀各等分。或本方煎调下牛膝膏亦妙。（按：小便血痛者为血淋，自有本条，不痛者，为溺血也。）

小儿尿血，本方煎调发灰一钱五分、生甘草末五分，或本方煎调五苓散，加棕榈灰、发灰各一钱，大人、小儿俱妙。

血淋，加木通、大黄各一钱五分、桃仁、红花各一钱、车前子、琥珀各八分、赤茯苓、甘草稍、泽泻、青皮各七分，或本方调下牛膝膏。

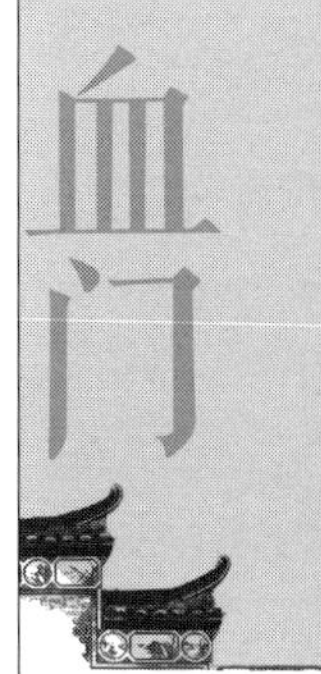

女人血崩，加白术、黄连、地榆各一钱五分。虚崩，加人参、白术、黄芪、麦门冬、山药、陈皮各等分、升麻、甘草各三分。

血虚眼暗，或肾水虚不能远视，加甘菊花、枸杞子各一钱五分。

风热赤肿，火眼，加防风、甘菊花、黄连、黄芩、龙胆草各①分。

痔漏，加人参、白术、黄连、生地黄、槐实制、条芩各一钱、荆芥穗、枳壳各七分、升麻、甘草生，各三分。肠风脏毒加同。

脱肛血虚，加阿胶、枳壳各八分、升麻三分。

下焦无血，小便涩数，加黄柏、知母、牛膝、甘草稍各等分。

疟疾，若间一日连发二日，或日夜各发，加人参、白术、黄芪、知母、柴胡、青皮各等分。

老人气短，小便不通，加人参、黄芪各一钱煎，吞滋肾丸。

性急人味厚，常服燥热之药，左胁红点痛，必有脓在内，加桔梗、生甘草少、香附多、生姜煎服十余贴，痛处肿，针出脓，再用本方十余贴调理。

老人因疝多服乌附热药，发疽淋痛，叫号困惫，加牛膝浓煎大剂，服五七贴。

① 各：后疑有脱字。

中风血虚，加姜汁半盏、竹沥一盏，能食，去竹沥，加荆沥。

筋骨痛，及头痛，脉弦如疟状，加羌活、防风、北五加皮各八分。

喉干躁痛，加玄参、桔梗、荆芥、黄柏、知母各等分，立已。

血虚头痛，加天麻、细辛、甘菊花各八分，倍川芎。

血虚两胁肋痛，加木香、玄胡索各七分、官桂、青皮各四分、枳壳六分、香附一钱。

小腹绕疠痛，加官桂、木香、玄胡索、没药各等分。

瘀血结块作痛者，加桃仁一钱五分、大黄三钱、芒硝一钱五分，下尽黑血，痛即止，妇人血滞，同此加用。

男、妇虚劳气弱，加人参、白术、陈皮、黄芪各一钱二分、甘草三分。

喘嗽胸满，昼轻夜重，加枳实、麻黄、杏仁、半夏各一钱二分。

烦躁，加人参、知母各八分、石膏一钱五分、竹叶廿片。

心血虚，不得眠，去川芎，加人参、黄芪、酸枣仁、圆眼肉、麦门冬、石菖蒲各等分，煎服，仍服硃砂安神丸，或补心丹。

妇人下元虚冷，无子息，加附子制、肉苁蓉、蕲艾、香附各等分。

以下并妇人症，血气上冲心腹，肋下满闷，经水闭，加木香、槟榔、青皮、乌药、红花各五七分。

赤白带，腰腿疼痛，加防风、白芷、赤石脂、黄柏、苍术、乌药各等分。

脐下冷，腹痛，腰脊痛，加木香五分、玄胡索、吴茱萸各八分、官桂五分、苦楝七分、香附一钱。

气冲经脉，月事频并，脐下痛，加官桂、香附，倍芍药。

经水欲行，脐腹绞痛，加玄胡索、牡丹皮、槟榔各八分、木香、吴茱萸、红花各五分。

经水逼多，别无他症，加黄芩、白术、荆芥穗各等分。

经水如黑豆汁色，加黄芩、黄连、荆芥穗各等分。

经水少而色红和，加红花五分，倍当归、熟地黄。

癥瘕血积，加三棱、莪术、官桂、干漆、瓦龙子[1]煅粉，各等分。

经水适来适断，往来寒热者，加小柴胡汤。

胎动，加艾叶、香附子、紫苏、大腹皮、白术、黄芩、枳壳各等分。

血枯经闭，加桃仁、红花、鹿角屑各一钱，倍当归、熟地黄。

下血过，肌肉黄瘦，加人参、黄芪、白术、茯苓、甘草少、官桂五分、陈皮各等分。

妇人损伤血气，或忧郁所伤，致五心烦热，加麦门冬、黄芩、柴胡、百合、地骨皮、山栀、香附各等分。

① 瓦龙子：今统用“瓦楞子”。

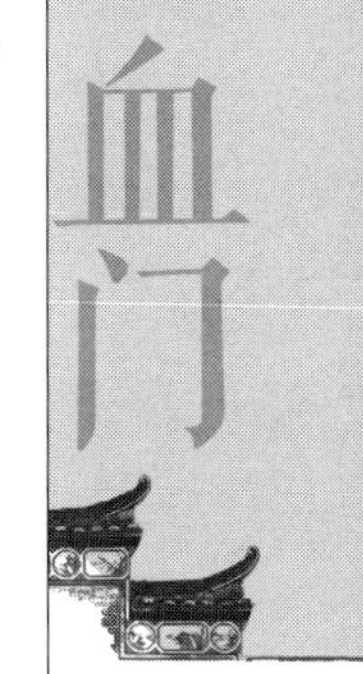

经水或前或后，加牛膝、泽兰叶、益母草各等分。

赤白带，日久不止，加人参、白术、藁本、牡丹皮、川续断各等分。

经水过期者，血虚也，加参、芪、白术、陈皮各一钱、升麻四分。

经水不及期者，血热，加芩、连之类。肥人兼痰治，加半夏、茯苓、贝母、陈皮、山栀、香附之类。

经水紫黑有块者，加芩、连、香附各等分。

经水将行作痛者，血实兼郁，加桃仁、红花、牡丹皮、玄胡索、黄连、香附各等分。

经水行后作痛，加参、术各一钱、红花三分。

经水不调，而血色淡白者，亦虚也，加参、术、阿胶各等分。

躯脂生满经闭者，加南星、半夏、香附、黄连各等分，去地黄。

临经时遇烦恼，作心腹腰胁痛，不可忍者，加桃仁、红花、玄胡索、香附、青皮各等分。

经水过多，旬余不止，加荆芥穗、续断、黑干姜炭各八分、炙甘草四分。虚者，再加参、术调理。

经水色如黄浆水者，此胃中湿痰也，加半夏、陈皮、茯苓、甘草、细辛、苍术各等分。

经水下如屋尘水者，加续断、蔓荆子、赤石脂各等分。

经水感寒，本方去地黄，加白芷、柴胡、干葛、紫苏各等分。

妇人血虚，往来潮热，加柴胡、白茯苓、地骨皮各八分、荆芥、薄荷各六分、甘草三分。

胎痛，皆由血少，加砂仁、香附、紫苏叶各八分。

半产，多在三个月，或五个月者，加人参、白术、陈皮、阿胶、艾叶、条芩、甘草少，余各等分。

瘦弱妇人，子宫干涩，加阿胶、香附、黄芩、红花少，余各等分。

妇人性急，血下如注，倦甚，加香附、侧柏叶，童便煎。

妊娠调理，加黄芩、白术各一钱五分、枳壳七分、砂仁五分。

胎损不安，或胎漏，加白术、黄芩、地榆、阿胶、艾叶、香附、续断、枳壳各等分。

胎痛，加香附、紫苏梗、砂仁、枳壳各一钱，倍熟地黄。

妊妇寒热，加小柴胡汤，去半夏。气虚，再加参、术各一钱五分。

临月服催生，加大腹皮、陈皮、白术、黄芩、紫苏梗叶、香附、白芷、甘草少，余各等分，或用益母丸。

瘦妇血少，胎弱难产，加枳壳、乳香、木香各五分、甘草三分、益母草一钱、血余灰一钱，或用兔脑丸。

产后补虚，加参、术、陈皮各一钱、甘草炙四分、干姜五分，去芍药。如发热，再加茯苓、柴胡各八分。

产后去血过多，昏运，加荆芥穗二钱，去芍药、地黄。

产后生肠不收，由气血虚，加人参、白术、黄芪、甘草、升麻，去芍药、地黄。

产后着恼，加香附一钱五分、干姜炒、青皮各五分，去芍药、地黄。

产后惊风，加茯苓、天麻、防风、黄芪、官桂、甘草各等分，去地黄。有痰，加半夏、陈皮各一钱。

产后痢，加黄芩、桂枝、枳壳、木香、槟榔各七分，去地黄。

产后多汗，加黄芪一钱、桂枝五分。

产后血风，四肢瘛疭，加天麻、荆芥穗各一钱。

产后恶露，欲行不行，作痛，加牡丹皮、玄胡索、红花、泽兰叶、官桂各等分、五灵脂。

产后咳嗽，加旋覆花、前胡、杏仁、白茯苓、陈皮，去地黄、芍药。

产后心虚，怔忡不定，言语错乱，加人参、茯神、远志、麦门冬各一钱、甘草三分，去白芍药、地黄。

产后恶露不行，结成块，疼痛不可忍，加没药、血结、官桂、桃仁、红花各等分、莪术、五灵脂。

产后浮肿，加白术、白茯苓、陈皮、大腹皮各一钱，去地黄，鲤鱼汤煎。

产后脐腹痛，加炒干姜、官桂、香附、没药各等分。

产后血块痛，加蒲黄、玄胡索、牡丹皮各等分、官桂少许。

产后泻，本方去当归、地黄，加白术、茯苓、陈皮各一钱、甘草少、干姜、白扁豆各七分。

乳不通，加白芷、青皮各七分、木通、川山甲炙，各一钱。

恶露不止，加炒黑蒲黄、白芷、百草霜、荆芥穗、地榆各等分。

小儿血热，加黄连、连翘各六分。

小儿痘疮不活，血少故也，加黄芪一钱、桂三分、紫草五分。

小儿尾骨病，加山药、知母酒炒、桂少许。

疬疮，加青皮、柴胡、海藻、昆布、黄芩、贝母、香附各一钱。

诸疮内托，加黄芪、连翘、黄柏各等分。

诸疮发散，加防风、羌活、荆芥、连翘、牛蒡子各等分。

诸疮毒溃后，血虚，加人参、黄芪、白术、甘草各等分。

妇人吹乳乳痈，加蒲公英一钱五分、金银花、石膏、贝母、香附、青皮、连翘、甘草节各八分。

血风疮，加防风、黄柏、金银花、连翘、牛蒡子、苦参各等分、甘草少。

上四物汤加减方法也，详病虚实，增损用之，思过半矣。

《脉症治方》卷之三终

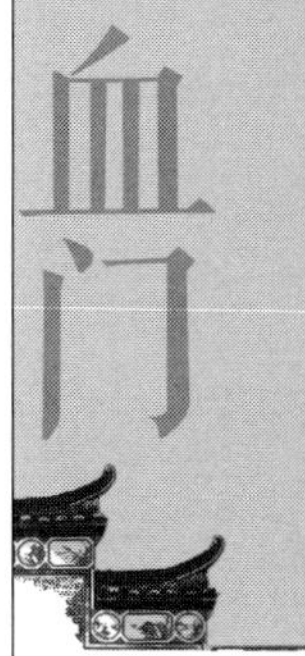

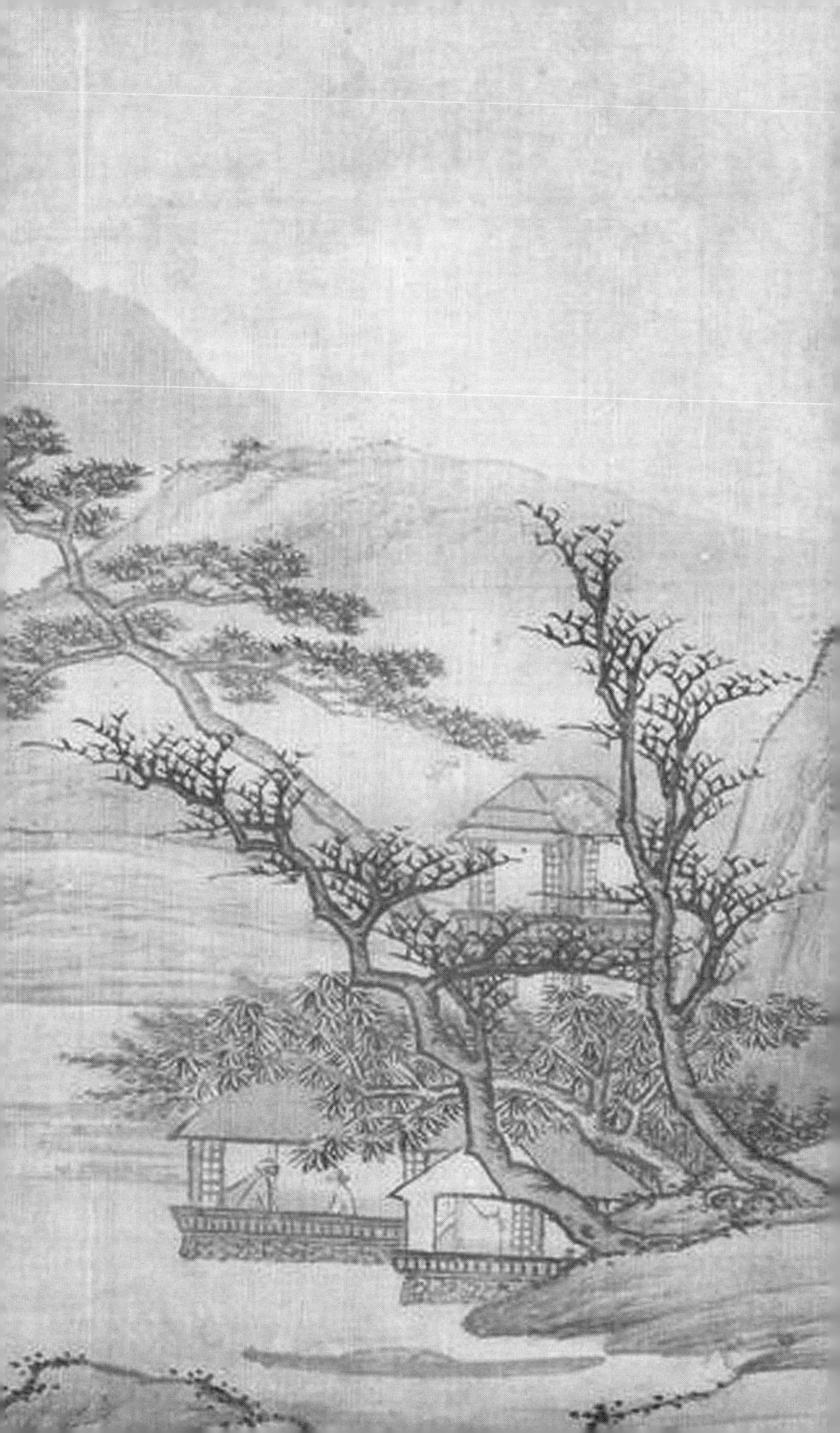

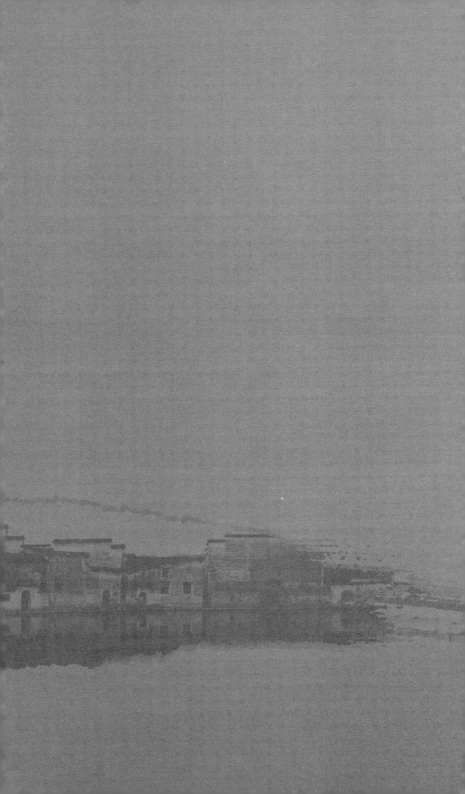

卷之四

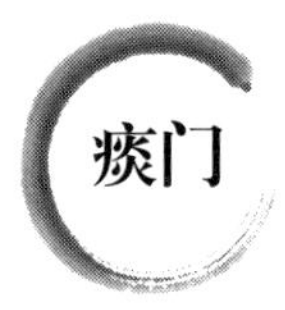

痰门

诸　痰

脉

脉滑者多痰，脉滑大为痰火，寸口洪滑为痰，右寸浮滑而疾为痰嗽，两关洪滑而细为胃中湿痰，宜下之，左寸关弦滑为痰厥头痛，关脉滑大者，膈中有痰，宜吐之，病人诸药不效，两关脉或伏或大者，痰也。按经云：浮滑为风痰，沉滑为痰气，紧滑为寒痰，或结或伏为郁痰，又曰痰饮，又脉弦甚者饮也，脉浮滑而紧为痰嗽，病人眼皮及眼下如灰烟黑者痰也。

症

按丹溪云：有热痰，食积痰，风痰，老痰，寒痰，郁痰之异。又云：诸病寻痰火，痰火生异症，痰之为物，随气升降，无处不到。王节斋云：痰属湿，乃津液所化，因风、寒、湿、热之感，七情饮食所伤，以致气逆浊液，变为痰也，或吐咯上出，或凝滞胸膈，或留聚肠胃，或客于脉络四肢，随气升降，遍身上下，无处不到。但有新、久、轻、重之殊耳，新而轻者，形色清白稀薄，气味亦淡，久而重者，黄浊稠粘凝结，咳之难出，渐成恶味，宜详辨之。

治

按节斋云：痰生于脾胃，宜实脾燥湿为主。又曰痰随气而升，宜顺气为先，分导次之。盖气升属火，故顺气在于降火，热痰则清之，湿痰则燥之，风痰则散之，郁痰则开之，顽痰则软之，食积痰则消之，在上者吐之，在中者下之。中气虚者，因中气以运之，若攻之太重，则胃气虚而痰愈甚矣，用者详之。

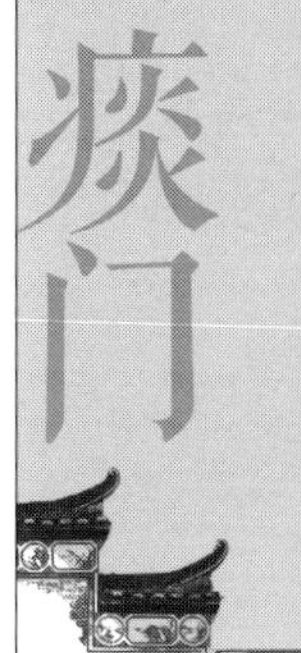

方

二陈汤　痰主方，总治一身之痰，如要上行，加引上药，如要下行，加引下药。

陈皮（和脾、消痰、温中）去白，一钱五分　白茯苓（利窍、行湿、和中）去皮，一钱二分　半夏（燥湿、除痰、温中）姜制，一钱二分　甘草（和中、泻火）炙，三分

上作一服，姜三片，煎，不拘时服，兼有他症，依后加减。

春月，宜加川芎。夏，加黄连。秋，加知母。冬，加生姜。

热痰，加青黛、黄连、瓜蒌仁、枳实各等分。

湿痰，加黄芩、苍术、白术、枳实、香附、倍半夏余各等分。

酒痰，加青黛、瓜蒌仁、葛粉、苍术、黄连、扁豆各等分。

食积痰，加白术、枳实、山查、神曲、白豆蔻仁各等分。

风痰，加南星、白附子、僵蚕[1]、皂角、天麻各等分、竹

---

① 僵蚕：原作“姜蚕”，据本书《卷一·寒门·方·普济消毒饮子》改。

沥、姜汁。

顽痰，加海石、瓜蒌仁、香附、青礞石煅，金色，或煎或丸。

寒痰，加白术一钱五分、姜汁半盏、枳壳、南星、白附子各八分、僵蚕、牙皂各五分。

郁痰，加苍术、川芎、香附、瓜蒌仁、海石各等分。

痰厥头痛，加川芎七分、石膏一钱五分，倍半夏。

痰因火逆上，降火为先，加白术一钱五分、枳实一钱、黄芩、黄连各八分、软石膏煅，一钱五分。

血虚有痰，加天门冬、麦门冬、知母、当归、香附、瓜蒌仁各等分、竹沥一盏、姜汗半盏。带血者，再加黄芩、白芍药、桑白皮各八分。

眩运嘈杂者，火动其痰也，加栀子、黄芩、黄连、白术各一钱。

脾虚，宜补中气以运痰，加人参、白术、白芍药、神曲、麦芽各等分，兼升提。

内伤挟痰，加人参、白术、当归、黄芪、白芍药各等分，兼竹沥一盏、姜汁半盏传送。

喉中有物，咯不出，咽不下，此痰结也，加海石、瓜蒌仁、杏仁、桔梗、连翘、香附、玄明粉各等分、竹沥、姜汁各半盏。

痰在胁下，加白芥子、贝母、青皮各等分、竹沥、姜汁各半盏。

风嗽，加川芎七分、细辛、五味各五分、欵冬花、贝母各一钱。

寒嗽，加杏仁、麻黄、旋覆花、贝母、桔梗各等分。

痰嗽，加桑白皮、杏仁、贝母、瓜蒌仁各一钱、五味子五分。

热嗽，加桑白皮、地骨皮、天门冬、黄芩、贝母各等分。

嗽而胁肋痛，加枳壳、桔梗、香附、青黛、白芥子各等分。

伤风咳嗽生痰，加黄芩、前胡、紫苏、桔梗、川芎、白芷各等分。

食郁有痰，加南星、香附、黄连、枳实各等分。

中脘停痰不下，作呕，加砂仁、黄连、枳实各八分、姜汁半盏。

头眩，加川芎、白芷、天麻各八分。

寒热往来，属痰，加黄芩八分、柴胡一钱。

呕逆属寒，加丁香、砂仁各七分、姜汁一盏。属热[①]，加黄连、姜汁、竹沥。

脾胃不和，加白术、白扁豆、砂仁各等分。

心下怔忡，属痰，加麦门冬、枳实、竹茹各等分。

脾黄，加白术、厚朴、苍术各一钱、草果七分。

胃脘有热，吞醋吐酸水，加黄连、吴茱萸炒、白扁豆、白术各一钱、厚朴、苍术各八分、青皮五分、砂仁五分。

诸心痛，并胃脘痛，加白芍药醋炒、香附、黑干姜、苍术、厚朴各等分、桂少许。

① 热：原缺“热”字，据文义补。

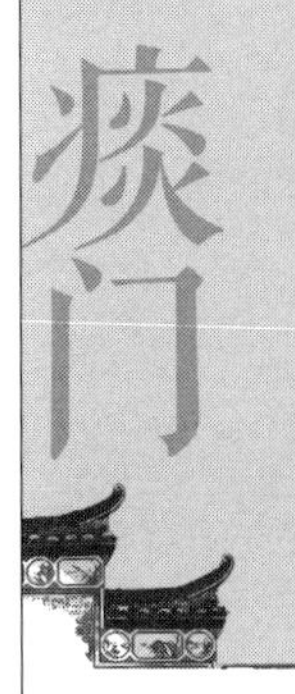

肥人嘈杂，加抚芎、苍术、白术、栀子各等分。

闻食气即呕，加砂仁、白术各八分、青皮五分。

鼻塞声重，加麻黄、杏仁、桔梗、桂枝少。

湿症兼痰，加酒芩、羌活、苍术各等分。

痰流注，胸背腰胁作痛，加南星、苍术、白术、川芎、当归、羌活各八分。

湿痰成痿，加苍术、白术、黄芩、黄柏各等分。

便浊属痰，加黄柏、苍术、白术各八分、升麻三分、柴胡五分。赤浊，再加白芍药、木通各八分。

小便不通，本方加香附、木通，煎服，探吐即通。

妇人脾痛后，二便不通，此痰隔气聚所致，加木通一钱五分，煎服，再服探吐。

关格寒在上，热在下，有痰，本方探吐之。

项强，微动则痛，加酒洗黄芩、羌活、红花各八分。

颈下生核，属痰，加连翘、桔梗、柴胡、贝母、牛蒡子、青皮各等分。

臂下有核，作痛，加连翘、川芎、皂角刺、防风、黄芩各八分、苍术一钱、白芷六分。

经水过期，色淡者，痰多也，加川芎各一钱。腹痛，再加白芍药一钱、阿胶八分、艾叶七分、官桂五分。

孕妇恶阻，本方用半夏曲，加砂仁七粒、青皮五分。

血运，因气血俱虚，痰火流上，作运，加芎、归、参、术、天麻、荆芥穗各等分。

气虚有痰，加参、术各一钱、竹沥一盏、姜汁半盏。

气实有痰，加香附、枳壳、枳实各一钱、荆沥一盏、姜汁半盏。

血虚有痰，加当归、天门冬、知母、瓜蒌仁、香附童便制，各一钱。

血实热有痰，加黄芩、白芍药、桑白皮各一钱，俱用竹沥、姜汁。

脾虚者，宜补中益气以运痰，加参、术、归、芪各一钱、白芍药八分、升麻三分、柴胡五分。

痰在脾里膜外，或四肢经络之中，俱加贝母、白芥子各一钱、竹沥一盏、韭汁、姜汁各半盏以开之。

小儿惊风多痰，加南星、白附子、天麻、全蝎、僵蚕、牙皂、薄荷各七分、姜汁、竹沥共一盏。

小儿尾骨痛，有痰，加知母、黄柏、泽泻各八分、前胡五分、木香三分。

中脘痰火吐酸水，加黄连、吴萸炒，一钱、青皮六分、白术一钱二分、干姜三分。

痰膈，加贝母、香附、黄连、吴萸炒，一钱、木香五分、扁豆八分、芦根汁二盏、竹沥一盏、姜汁半盏。

痰流注经络，臂膊腰腿作痛，加南星、苍术、乌药各一钱、羌活、木香各七分、当归、白术各一钱五分、白芥子八分。

诸痰火，加贝母、黄芩、黄连、白术、枳实各等分，或煎或丸。

痰火郁于喉内，作痛，加贝母、黄芩、黄连、山豆根、玄参、桔梗各等分、甘草生三分。

痰火妄行，迷塞心窍，身热狂言，如见鬼神者，加黄芩、黄连、枳实各一钱、石膏二钱，甚者，加大黄三五钱下之。

诸痫症，加黄连、南星、川芎、白附子各一钱、雄黄、辰砂各五分，为末，后放入。

哮喘，加麻黄一钱五分、杏仁一钱、桔梗、桑白皮各七分、贝母一钱二分、石膏二钱五分。

诸疟，皆属于痰。俗云：无痰不作疟，加柴胡、青皮各一钱、常山一钱二分、草果七分、乌梅五个。

作呕，加藿香、扁豆、生姜各等分。

吞酸，加黄连、吴茰炒，一钱、枳实八分。

头风，加川芎、当归、天麻、荆芥穗、防风各等分。

眉骨痛，属痰，兼火，加黄芩、白芷、蔓荆子各等分。

中风痰涎，牙关紧急，加南星、白附子、天麻、防风各一钱、竹沥、姜汁、皂角七分。中痰加同上。

痰厥，加当归、白附子各一钱、桂枝、牙皂、干姜炒黑，各五分、竹沥、姜汁、葱汁各一盏。

上二陈汤加减方法也，须量病人虚实，斟酌用之，庶无差忒，用者宜致思焉。

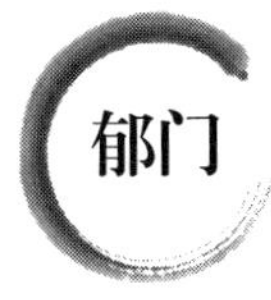

郁门

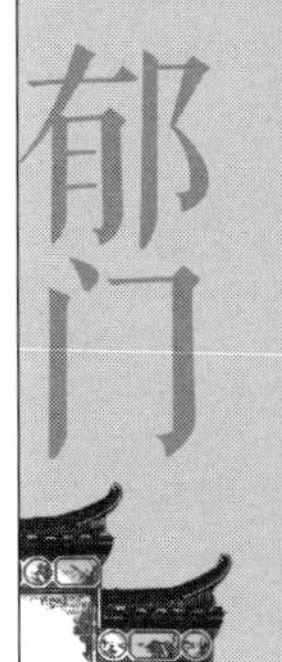

诸　郁

脉

郁脉多沉弦，或结伏。又沉濇为血郁，沉伏为气郁，沉细为湿郁，沉数为热郁，沉滑为痰郁，气口紧盛为食郁。又忧郁则脉濇，怒郁则脉弦，思郁则脉缓。时一止，名曰结脉。

症

丹溪云：气血冲和，百病不生，一有拂郁，诸病生焉。又云：诸病皆生于郁，治之可开。注云：郁者，结聚不得发越也。当升不升，当降不降，当变化不得变化，故传化失常，而郁病作矣。大抵诸病多有兼郁者，或郁久而生病，或病久而生郁，凡治气、血、痰、火之病，必兼郁而治之，斯无弊矣。

治

经云：木郁则达之，谓吐之，令其条达也。火郁则发之，谓汗之，令其疏散也。土郁则夺之，谓下之，令无壅滞也。金郁则泄之，谓渗泄解表，利小便也。水郁则折之，谓抑之，制其升达也。此治郁大法，惟火所属不同，随其经而治之，故曰火郁则发，当看何经，随其经而治之也。丹溪云：郁病有六，气、血、痰、湿、热、食也。气郁则开之，其症胸胁痛，脉沉而濇者是也。血郁则行之，或消之，其症必能食，便红，四肢无力，脉沉濇是也。痰郁则消而导之，其症动则喘，寸口脉沉而滑是也。湿郁则燥之，利之，其症周身走痛，或关节痛，阴寒则发，脉沉细而濡是也。热郁则清之，其症目瞀，小便赤烦咳，脉沉细而数是也。食郁则消之，其症嗳酸，腹饱不能食，左寸脉平和，右寸脉紧盛是也。假令食在气上，气升则食自降，余仿此，凡久恶寒，亦须解郁，郁开病亦随愈。

方

越鞠丸　郁主方，解诸郁，清热，消痰，顺气。

苍术（宽中、燥湿）去芦，一钱五分　神曲（消食、下气）炒，一钱　川芎（和血、顺气）去芦，一钱　香附（开郁、散结）童便浸，醋炒，一钱五分　山栀（清热、利痰、降火）炒，一钱二分

上作一服，水煎，或为末，水为丸，如菉豆大，每服八十丸，白汤送下。盖气、血、痰三症，多有兼郁，而郁有六，随症加减。凡诸郁，春，宜加防风；夏，加苦参；秋，加吴茱萸；冬，加吴茱萸、干姜炭。

气郁，加白术、陈皮各八分、木香、槟榔各七分、乌药一钱。虚者，兼用四君子汤。

血郁，加当归、白芍药各一钱、桃仁、红花、青黛、郁金

各八分。虚者，兼用四君子汤。

痰郁，加南星牛胆制、海石、瓜蒌仁各一钱、贝母一钱五分、桔梗七分、白芥子八分。痰盛者，兼用二陈汤。

湿郁，加防风、白芷、羌活、白茯苓各八分，倍苍术。

热郁，加黄连吴茱萸炒，八分、青黛八分，甚者，加酒蒸大黄二钱五分。

食郁，加山查、神曲各一钱五分、砂仁、陈皮、枳实各八分、针砂一钱，醋炒。

木郁，用藜芦或瓜蒂散吐之，吐后，以本方加白术、陈皮、白芍药各一钱、青皮五分。

火郁，本方加防风、羌活、柴胡、葛根各八分、升麻五分发之，冬月，再加麻黄一钱五分、葱白三根。

土郁，用桂枝、芍药、厚朴、陈皮、枳壳各等分、大黄三钱下之，下后，以四君子汤，加芍药、香附、陈皮调理。

金郁，加茯苓、泽泻各一钱利之。

水郁，加白术一钱五分、陈皮、大腹皮各一钱、青皮五分、紫苏梗六分。

怒郁，左关脉弦，加木香、槟榔、青皮、白芍药各等分。

思郁，右关脉结，加白术、陈皮、石菖蒲各一钱、木香、沉香各五分。

忧郁，右寸脉短濇，加贝母一钱五分、陈皮、枳实、乌药、苏子各八分、木香、槟榔各五分。

寒郁，加吴茱萸、干姜各八分、木香、沉香各五分、葱白三节。

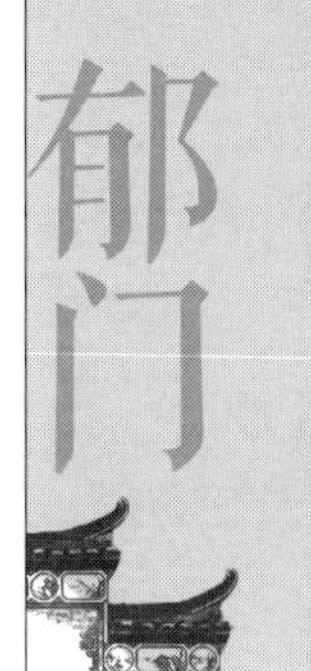

悲哀太甚而郁，加贝母一钱五分、茯神、远志、石菖蒲、木香、砂仁各七分。

上越鞠丸加减方法也，须量虚实新久，斟酌用之，庶无误矣。

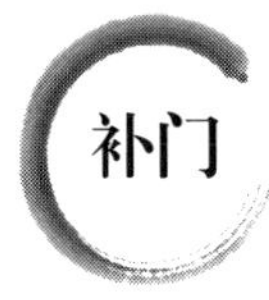

补门

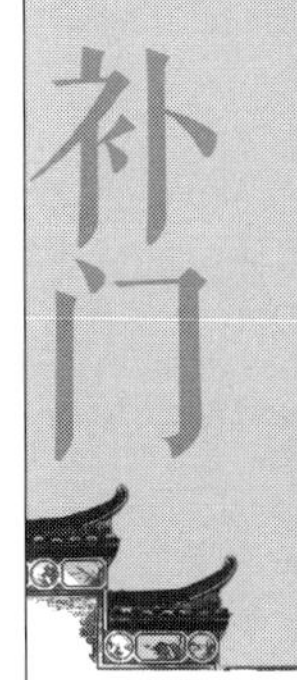

诸　虚

脉

形大力薄为虚损，浮大无力为阳虚，细数无力为阴虚，寸脉浮软而弱为上虚，尺短濇而微为下虚，左尺短濇不均为血虚，右寸沉微为气虚，六脉细微者盗汗，六脉细数者潮热，右关脉弦大为脾虚。又男子右尺脉细微如丝者，为阳衰精竭，女人左尺细微如丝者，为阴衰经闭，皆不治也。

症

按《集成》云：虚损之症，皆由色欲过度，喜怒不节，起居不时，饮食失宜有所劳伤，皆损其气血。盖气衰则火旺，火旺则乘其脾土，而胃气散解，不能滋营百脉，灌溉脏腑，卫护周身，故虚损之症生焉。病则百脉烦疼，腰痛脚软，胸满短气，心烦不安，耳鸣目眩，咳嗽，寒热交作，自汗盗汗，遗精白浊，飧泄食少，食亦无味，不长肌肤，或睡中惊悸，午后发热，倦怠无力，女子则崩漏带下，经闭不行，咳嗽，吐血，发热，皆虚损之候也。

治

经云：虚者补之，损者益之[①]。又云：形不足者，温之以气。参、术、茸、附之类。精不足者，补之以味。鹿角胶、地黄之类。气虚则补气，兼用四君子汤。血虚则补血，兼用四物汤。气血俱虚，十全大补汤。痰嗽者清肺，麦门冬、黄芩、贝母之类。阴虚发热者，滋阴降火，黄柏、知母、地骨皮之类。用者详之。

方

十全大补汤　治气血虚损，随症轻重加减。

人参二钱五分　白术三钱　黄芪一钱五分，蜜炙　甘草四分　白茯苓一钱二分　川芎七分　当归一钱五分　熟地黄一钱　白芍药一钱二分　桂三分　如虚甚者，加熟附一钱，以行参、芪之功

上用姜、枣煎，食远服。

老人但觉小水短少，即是病进，本方去黄芪、熟地、甘草，加牛膝、陈皮。春，倍川芎；夏，加麦门冬一钱、黄芩八分；秋冬，加炒黑干姜五分，倍当归（此丹溪先生养母之法也）。

男、妇大病后，气血虚损，脾胃不足，本方去芎、桂，加山药、陈皮、麦门冬各等分。

男子真阴虚损，加黄柏、知母、麦门冬、地骨皮各等分。

妇人胎产虚损，本方去桂，加香附一钱五分，煎调鹿角

① 损者益之：《素问・至真要大论》作：“损者温之。”

胶服。

大吐血后虚损，加麦门冬、侧柏叶各一钱，去黄芪、川芎、桂。

男子遗精白浊，或梦遗精滑，加黄柏、知母俱童便浸炒，各一钱、山药、芡实、鹿角霜各一钱五分、龙骨五分。

妇人赤白带下，日久，或湛浊黄瘦潮热，加升麻、柴胡各五分。

男、妇心虚手振，加麦门冬、酸枣仁、天麻各一钱、白芷五分，去桂。

心脾血虚，昼则怠堕嗜卧，夜不能寐，加麦门冬、酸枣仁、山药各等分、远志减半、圆眼肉五个，去芎、桂。

健忘、怔忡，加麦门冬、陈皮、竹茹各等分，去芎、桂。

脚软无力，加牛膝、黄柏、木瓜、防己，去川芎各等分。

脾胃虚弱，畏寒易泄，加陈皮一钱、干姜五分，倍白术，去川芎、当归、地黄。

肝虚眼目昏暗，加黄连、扁豆、甘菊花各等分，去芪、桂。

男子左尺既虚，右尺亦微，命门火衰，阳事不举，加熟附子一钱、沉香五分。

气血两虚，眩运，加半夏、天麻各一钱。

自汗盗汗，加麻黄根一钱五分，去桂。妇人胎产有汗，加同上。

疮疡溃后，或平后气血俱虚，用本方，加防风八分，去桂。

妇人产后诸疾，加黑干姜八分，去芍药。

产后恶露不行，腹疼，加牡丹皮、红花、干姜炒，各八分，

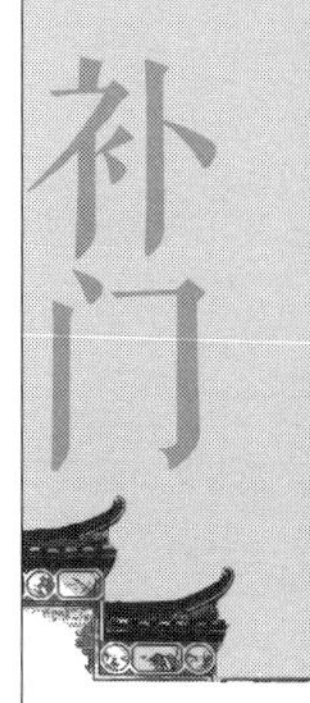

去参、芪。

产后恶露不止，加赤石脂、续断、地榆各等分。

妇人胎动，或痛或漏，加黄芩、枳壳、阿胶、艾叶、砂仁各等分，去桂。

妇人经水涩少，或行，或作痛，气血虚也，用本方。

小儿诸疳，加胡黄连、使君肉、山查、芦会[①]各等分，去黄芪、桂、川芎，或丸或散皆可。

此十全大补汤加减法也。

又方

加减人参固本丸　养心补脾，清肺滋肾。

天门冬去心，二两　麦门冬去心，二两　生地黄二两　山药一两五钱　枸杞子一两，去梗　五味子去梗，五钱　熟地黄二两四钱，另用酒煮　人参一两，去芦，上五味正方　黄柏四制，一两五钱　知母同上制，一两五钱

上为末，炼蜜为丸，如梧桐子大，每服九十丸，空心白汤送下。兼有他症，依后加减。

有汗，加黄芪、知母各一两。

有痰火，加贝母、黄芩各一两二钱。

遗精，白浊，梦遗，加鹿角胶、鹿角霜、兔丝子各一两、山茱萸一两五钱、龙骨五钱。

---

① 芦会：今统用“芦荟”。

上热下寒，加附子制，一两、干姜五钱，炮、沉香三钱。

阴虚火动，加知母、龟板各一两五钱、虎胫骨、牛膝各一两。

咳嗽，加知母、贝母、当归各一两五钱、阿胶、杏仁各一两，俱妙。

吐血，加牡丹皮、紫苑、薏苡仁各一两。

腰痛，加杜仲、破故纸、肉苁蓉各一两。

下元虚冷，阴痿，加熟附子一两、桂五钱。

脚膝无力，加牛膝，木瓜、虎胫骨各一钱。

眼暗，或翳膜失明，加白芍药、当归、甘菊花各一两五钱、川芎、黄连各一两、生甘草四钱，一方加犀角、羚羊角各八钱、决明子、青葙子、菟丝子、石斛、枳壳各一两，名固本还睛丸，治肝肾虚损眼疾有效。

命门火衰，阳事不举，精气虚竭，加熟附一两五钱、鹿茸一两、沉香五钱。

男、妇上盛下虚，久无孕育，加熟附、鹿茸、巴戟、牛膝各一两、海狗肾一副，妇人再加当归、蕲艾、香附各一两五钱。

又方

六味地黄丸　治男、妇肾虚，寝汗潮热，烦蒸骨痿，妇人经水不调，赤白带下。

山药二两　山茱萸去核，二两　白茯苓去皮　牡丹皮去木　泽泻各一两五钱　怀庆熟地黄四两，酒煮，捣烂

上为末，蜜丸梧子大，每服九十丸，空心清米汤送下。

下焦虚寒，加熟附一两、桂心一钱，名八味丸。

上焦热，加麦门冬一两五钱，去心、五味八钱。

下部湿热，加木瓜、黄柏、苍术各一两五钱。

又方

大造丸　治男、妇诸虚百损，五劳七伤，此身衰以类补之义也。夫紫河车者，即胎衣也，一名混沌皮。盖儿在胞中，脐系于胞，受胞之养，胞系母腰，受母之阴。《丹经》云：父精母血，相合而成。乃受造化生成之物，真元气也，人从此生，用以补人，固非草木金石所可比也。古方治虚劳，甚者用之，良有以也。但非常得之物，或者有所嫌忌，故世人不知用耳。一族兄其虚弱仅存形迹，面色痿黄，以此味配诸药为方，名大造丸，服之不二料，而体貌顿异，后连生四子。一妇人年仅六十，时以衰惫因病，合此丸，加血药服之而强健，自此每自制服紫河车，殆有百余料，寿至九十，胜中年人物，且以其药散诸亲属，取济甚众。一人大病愈后，久不作呼声，服此药不久，而呼声出矣。一人足不能履地，服此药半年，而能行矣。大抵此药用于女人尤妙，岂紫河车本自出，而各从其类焉者耶。若女人月事不调，兼小产难产，及多生女，少生男者，夫妇服之，而生子者历历可数。制方又另有法。又有只用紫河车一味为丸，治失心风膈症，无不应验。临危将绝气者，紫河车首经二味为丸，一服可更活二三日。盖此补益之功，极其至妙，用之百法百中，有不期然而然者矣。久服耳聪目明，鬓乌发黑，延年益寿，有夺造化之功，岂但小补已哉，故曰大造丸。合诸药，亦有至理，详注于后。

紫河车一具　须男用女胎，女用男胎，初产甚妙，其次壮盛妇人亦可用，米泔水洗净，新瓦上焙干。

败龟板　用大的，年久自死者佳，以童便浸三七，将酥炙黄色，净用板二两。此药大有补阴之功，又能补心。

黄柏　用盐酒炒褐色，净用一两五钱。盖邪火止能动物，不能生物，欲用阳药滋补，非徒无益，而为害匪轻。此药能滋肾水，配前药，滋阴补肾之最者也。用为紫河车之佐，不亦宜乎？

牛膝　去芦，酒浸晒干，净用一两三钱，此下部药，引诸药下行为使者也，合前四味足少阴肾经药也，古方加陈皮，名滋肾丸，加紫河车，名补天丸，是也。

地黄　用肥大沉水，怀庆出者佳，蒸熟焙干净，用二两五钱，入砂仁末六钱，白茯苓二两，作一块，用稀绢包入银罐内，用好酒煮七次，去砂仁、茯苓，只用地黄。盖地黄得砂仁、茯苓及黄柏，则入少阴肾，此四味，名天一生水丸，秘而不传，如无银罐，瓦罐代之。

天门冬　去心，一两二钱。

麦门冬　去心，一两二钱，夏加。

五味子　去梗七钱。

人参　去芦一两。前四味入手太阴，肺经药也。二门冬，保肺气不令火邪侵，降肺下行，生肾源，其性有降无升，得人参则补而降。本草云：多主生子此也。古方加生地黄名固本丸，又麦门冬、五味子三味名生脉散。

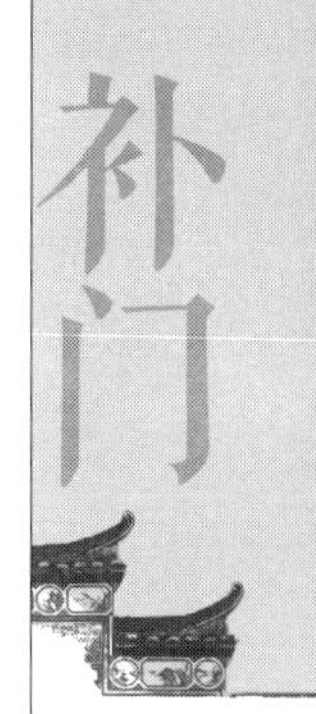

此方配合之道，专以补元气为主，要得首经二盏，最为生化之源，用补肺肾二经，得人参补气，地黄补血，紫河车以成大造也。凡药须择新鲜真正道地者，而制药又须如法，不则无效。

上药除地黄，另用木臼捣之，各药共为细末，酒打米糊为丸，共捣千余下，丸如梧桐子大，每服八九十丸，空心及卧时，用清米汤，或姜汤、白汤、盐酒送下。妇人服之，加当归二两，去龟板。若男女患怯症者，去人参。如有遗精白浊，并妇人赤白带下，加牡砺煅粉，一两五钱。

又方

班龙丸　治真阴虚损，老人虚弱，尤宜常服。

鹿角胶十两　鹿角霜十两　白茯苓去皮，五两　柏子仁去壳，净炒，十两　兔丝子酒浸蒸，捣为饼，晒干，净用，十两　熟地黄十两，怀庆肥大者，酒煮，捣膏　补骨脂炒，五两

上为末，以鹿角胶用好酒二大碗，洋化，为丸，如梧桐子大，每服七十丸，渐加至九十丸，空心清米汤送下，盐汤亦可。

熬鹿角胶霜法

用新鹿角三对，重十斤，将角锯二寸长一段，于长流水内浸三日，刷去尘垢，如无长流水，以大钵头浸，日三次换水亦可。每角十斤，用黄蜡五两，桑白皮十两，楮实子二十两，新汲水四十碗，共入瓦坛内，用桑柴一百二十斤，熬炼三昼夜，水干旋添熟水，勿令露角，三日后取出，将细布绞净，其角

汁用文火收之，滴水成珠，即成胶。其枯角晒干磨为末，即成霜也。大病后，极虚之人，用人参一两，鹿角胶五钱，煎服，亦大补益，产后加当归同煎亦妙，老人加白茯苓亦效。一法每角十斤，制如前，装入铅坛内，放入釜中，着水浸过坛口下五六寸，封盖令密，用桑柴煮七昼夜，每日添熟水一次，待七日满，取出滤去渣，将清汁另放一处，再用人参十两，甘州枸杞二十两，另用水二十碗，同熬，约干，将药渣绞净，复将渣舂碎，再用水十五碗，又熬干滤净，将二汁和前鹿角汁一处，以白炭火缓缓熬，至滴水成珠不散，用瓷罐收贮，每服一二钱，空心白汤点服，治虚劳损极效。

《脉症治方》卷四终

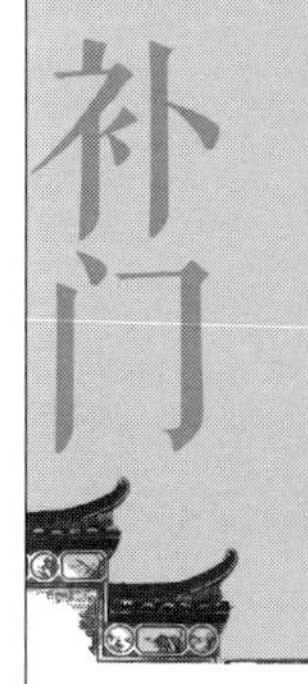

附载名方

风门方（计方九条）

大秦艽汤 治血虚中风，及一切血虚风症。

川芎 川归 白芍药 羌活 独活 防风 黄芩 白术 白茯苓各一钱 细辛五分 白芷 生地黄 熟地黄各八分 秦艽 天麻各一钱五分

上作一服，姜三片，煎，温服，如天阴雨，加姜七片，春夏加知母一钱。

羌活愈风汤 治中风，内外邪已除，宜服此药，以行导诸经，久服大风悉去，初觉风动，服此不致倒仆。

羌活 甘草 蔓荆子 川芎 防风 细辛 枳壳 人参 麻黄 枸杞 甘菊花 薄荷 黄芪 前胡 地骨皮 黄芩 独活 川归 知母 厚朴 柴胡 半夏 杜仲 白芷 熟地 防己各一钱 白茯苓 秦艽 白芍各一钱五分 石膏 生地黄 苍术各二钱 桂心五分

上作一服，水二钟，姜五片，煎，空心服。吞下二丹丸，为之重剂，临卧时，服渣。吞下四白丹，为之轻剂，动以安神，静以清肺。假令一气之微汗，用愈风汤三两，麻黄一两，作四服。一服后，以粥投之，得微汗则佳。如一旬之通利，用愈风汤三两，大黄一两，亦分四服，临卧时一服，得微利为妙。常服之药，不可失四时之转运。如春初，大寒之后，加半夏一钱、木通二钱、柴胡、人参各一钱，此迎而夺少阳之气也。夏加石膏、黄芩、知母各一钱，此迎而夺阳明之气也。季夏加防己、白术各一钱、茯苓一钱五分，以胜脾土之湿也。秋加厚朴一钱、藿香五分、桂三分，此迎而夺太阴之气也。冬加附子五分、桂三分、当归一钱，以胜少阴之气也。此四时加减之法也。

三化汤 治中风，外有六经之形症，先以续命汤随症治之，内有便溺之阻隔，后以此汤导之。

厚朴姜制 大黄 枳实 羌活各等分

上每服一两，姜三片，煎服。

桃仁承气汤 治血症，小腹急，胸胁胀痛，宜此下之。

桃仁二十枚 桂枝一钱 芍药一钱五分 甘草五分 大黄三钱 芒硝七分

上作一服，姜煎，先煎药熟，后入芒硝溶化服。

乌药顺气散 治中风，顺气疏风。

麻黄 陈皮 乌药各一钱 僵蚕 川芎 枳壳 甘草炙 白芷 桔梗各八分 干姜五分

上用姜、枣，水一钟半，煎八分，食远温服。

瓜蒂散 治中风，痰涎壅盛，以此吐之。

瓜蒂 赤小豆各等分

上各研为细末，合和再研匀，每服一钱，以香豉一合，水一钟，煎七分，调下，取吐为度。

苏合香丸 治中风，顺气，化痰，并治传尸瘵疾，鬼疰瘴疟，泻痢赤白，小儿惊风等症。

沉香 丁香 诃梨勒煨，用皮 麝香 青木香 安息香另为末，用无灰酒一升熬膏 香附子炒 荜拨 白术 白檀香各二两 薰陆香另研 苏合香油和入安息香膏内 龙脑另研，各一两 硃砂另研，飞过 乌犀角镑，各一两

上药和匀，用安息香膏，并炼蜜和丸，如芡实大，蜡包，每服大人一丸，小儿半丸，随症调引下。

硃砂安神丸 治心风失志，健忘，言语错乱。

硃砂七钱，另研 黄连胆汁炒，一两 当归一两 甘草三钱

上用怀生地黄二两，熬膏，入少蜜为丸，金箔为衣，丸如菉豆大，每服三十丸，莲子汤下。

牛黄清心丸 治风热惊风。

南星制 半夏曲各一两 甘草五钱 牛黄一两，另研 辰砂七钱，另研 雄黄五钱，另研 麝香三钱，另研 人参一两五钱 白术一两五钱 白茯苓一两五钱 山药四两 黄连胆汁炒，一两五钱 当归 川芎 麦冬 防风 白芍药各一两 黄芩 柴胡 杏仁 桔梗各八钱 犀角末七钱 大枣五十个 干姜五钱 肉桂五钱 金银箔各五帖 龙脑一钱 珍珠五钱，另研 琥珀五钱，另研 羚羊角末七钱

上药除另研外，余共为细末，薄荷二两，麻黄三两，熬

膏，入炼蜜为丸，如芡实大，硃砂金箔为衣[1]，每服大人一丸，小儿半丸，随症调引下。

寒门方（计方三十条）

人参白虎汤 治伤寒烦渴不已。

石膏八钱 知母五钱 甘草一钱五分 人参三钱

上作一服，入粳米半合，同煎服。

小柴胡合白虎汤 即小柴胡汤，加石膏、知母、粳米是也。

黄芪建中汤

黄芪蜜炙 芍药各二钱五分 桂枝一钱五分 甘草一钱五分

上作一服，姜、枣煎，临熟，加饴糖三茶匙同服。

小承气汤 治伤寒五六日不大便，腹胀满，不恶寒，潮热，狂言而喘。

大黄三钱 厚朴一钱五分 枳实二钱

上作一服，姜三片，煎将熟，后下大黄同煎一二沸，温服。

大承气汤 治胃实谵语，五六日不大便，腹满，烦渴，并少阴舌干口燥。

大黄五钱或七钱 厚朴五钱 枳实二钱 芒硝一钱

上作一服，硝、黄后下，煎法同前。

小陷胸汤 治小结胸。

① 衣：原作“依”，据文义改。

黄连三钱　半夏六钱　瓜蒌仁去壳，三钱

上作一服，姜五片，水二钟，煎至一钟，通口服。

大陷胸汤　治伤寒五六日不大便，舌干烦渴，日晡潮热，心下至小腹硬满而痛，手不可按，此大结胸也，以此下之。

大黄量虚实，虚者三四钱，实者六七钱，煨用　芒硝虚者一钱，实者二钱　甘遂另为末，虚者五分，实者一钱

上作一服，先用水一钟，煎大黄至七分，次下芒硝，再煎一二沸，去渣，入甘遂末和匀温服。如人行十里，若大便已利，勿再服，否则再服一剂，以利为度。

十枣汤　治胸痞有水气或痛。

大戟　芫花　甘遂各等分

上为散，先将大枣十枚，水一钟，煎七分，调服一钱，弱人半钱，得快利为度，未利再服。

泻心汤　治心下痞。

大黄　黄连　黄芩各二钱五分　甘草一钱

上作一服，水煎服。

真武汤　治汗后筋惕肉瞤，并太阴身体痛。

茯苓　芍药　生姜各二钱五分　附子一片　白术一钱

上作一服，水煎温服。

茵陈汤　治头汗出，将欲发黄。

茵陈五钱　大黄三钱　栀子肥大者三枚半

上作一服，先煎茵陈，减一半，次下二味同煎，去渣服。

大青一物汤　治发班。

大青一两

水煎温服。

阳毒升麻汤 治阳毒赤班，狂者吐脓血。

升麻二钱 犀角屑 射干 黄芩 人参各一钱 甘草一钱

上作一服，水煎温服。

犀角地黄汤 治诸血症。

芍药一钱五分 地黄二钱五分 犀角一钱五分 牡丹皮一钱五分

上作一服，先煎三味，以犀角磨水后下，去渣服。

栀子豉汤 治下后，心下懊侬。

栀子七枚 香豉半合

上作一服，用水一钟半，先煎栀子至一钟，再下豉同煎至七分，去渣服，得吐止后服。

甘草汤 即炙甘草汤 治脉结代，心下动悸。

甘草二钱 人参一钱 生地黄三钱 麻仁一钱五分 麦门冬一钱五分 阿胶一钱 桂枝一钱五分

上作一服，生姜五片，大枣三枚，水、酒各一钟，煎去渣服。

甘草附子汤 治风湿，小便不利，大便反快。

甘草 白术各一钱五分 附子 桂枝各三钱

上作一服，水煎温服，得微汗解，小便不利，加茯苓一钱五分。

苍术白虎汤 即白虎汤，内加苍术六钱。

黄芪加桂汤 治虚汗力弱。

黄芪三钱 当归一钱五分 桂枝一钱五分 甘草一钱

上作一服，姜枣煎服。

人参附子汤 理脾温中。

人参 白术各一钱五分 甘草一钱 附子一片 桂枝一钱五分

上作一服，姜枣煎，温服。

酸枣仁汤 治汗下后，昼夜不得眠。

酸枣仁二钱 苦草五分 知母一钱 麦冬去心，一钱 白茯苓八分 川芎七分 干姜七分

上作一服，姜枣同煎，去渣服。

吴茱萸四逆汤 治厥逆。

吴茱萸三钱 附子三钱 干姜一钱五分 甘草一钱五分

上作一服，水煎服。

当归四逆汤 治下后厥逆。

当归一钱五分 桂枝一钱五分 芍药一钱五分 细辛一钱五分 甘草 木通各一钱

上作一服，枣一枚，同煎，去渣服。

葛根解肌汤 治发热而渴。

葛根二钱 黄芩二钱 白芍药二钱 甘草一钱五分 桂枝一钱五分 麻黄去根，二钱

上作一服，姜三片，枣二枚，煎温服，如脉浮，再服取汗。

十味芎苏散 治非时伤寒，头痛，发热，恶寒。

川芎一钱五分 紫苏 干葛各八分 桔梗一钱 柴胡一钱 茯苓八分 甘草五分 枳壳八分 陈皮八分 半夏一钱二分

上作一服，姜枣煎，温服，取汗为佳。

人参羌活散 治伤寒头痛，骨节烦疼，恶风发热，有汗无汗皆可用，此解利非时伤寒、伤风，太阳、阳明、少阳三

经之药也。

人参　前胡　川芎　独活各一钱半　羌活　柴胡各二钱　枳壳　桔梗　茯苓　甘草各一钱

上作一服，生姜三片，水煎，热服。

神术散　治四时伤寒瘟疫，头疼身痛，恶寒发热，鼻塞声重。

苍术五钱　川芎　白芷　藁本　羌活各一钱五分　细辛　甘草各一钱

上作一服，姜三片，葱白三根，同煎，热服。

茵陈五苓散　治伤寒发黄，一服其黄从小便出也。

茵陈五钱　白术一钱五分　茯苓　猪苓　泽泻各一钱　桂五分

上作一服，水煎服，或用五苓散为末，茵陈汤调下。

四逆散　治少阴四逆，或咳或悸，或小便不利，或腹痛。

柴胡　芍药　枳壳　甘草各一两

或为细末，每服二钱，米饮调下。咳者，加五味、干姜。悸者，加桂。腹痛，加附子。泻利重者，浓薤白汤调下。

正阳散　治阴毒面青，四肢冷。

附子一两　干姜　甘草各二钱五分　麝香一钱，另研　皂荚去皮弦子，酥炙，一钱五分

上为末，每服二钱，水一钟，煎五分，去渣，热服。

暑湿门方（计方二十九条）

生脉散　夏月常服，以救天暑之伤庚金也。

人参三钱　麦门冬二钱　五味子一钱

上作一服，水煎，不拘时服。

大顺散　治冒暑伏热，引饮过多，脾胃受湿，霍乱吐泻，水谷不分。

甘草三两　杏仁四钱　干姜四钱　肉桂四钱

上先将甘草，用白糖蜜同炒黄熟，次入干姜同炒，复入杏仁同炒，候杏仁不作声为度，取起出火毒，再入肉桂合和一处，捣为末，每服三钱，水一钟，煎七分，温服。如烦躁，以井花水调下，或以沸汤点服亦可。

益原散　治中暑身热，小便不利。

滑石桂府者，六两　甘草一两

上为末，每服三钱，加蜜少许，井水调下。如欲发汗，以葱白淡豆豉汤调下。

五苓散　治伏暑，身热，烦渴，吐泻，小便不利，此分阴阳药也。

白术　茯苓　猪苓各一两五钱　泽泻二两五钱　桂五钱或一两

上为末，每服二钱，沸汤调下，或㕮咀，每服七八钱，水煎服。

参苓平胃散　治暑湿伤脾，泄泻，脾胃不和，不伏水土。

人参一两　白术二两　白茯苓二两　厚朴二两　甘草一两　陈皮二两　苍术三两

上为末，每服三钱，米饮调，或㕮咀，每服七八钱，水煎服亦可，或用神曲打糊为丸，每服八十丸，米饮下亦妙。

保和丸　治食积，虚者，以补脾药调之。

山查二两　神曲　半夏　茯苓各一两　陈皮　萝卜子炒　连翘各半　一方加白术二两，名大安丸。

上为细末，神曲糊丸，如梧桐子大，每服八十丸，米饮下。

木香槟榔丸　治一切气滞，心腹痞满，大小便结滞不快。

木香　槟榔　青皮去白　陈皮　枳壳麸炒　莪术　黄连各一两　黄柏　香附　大黄各三两　黑牵牛生取头末，四两

上为末，糊丸如梧桐子大，每服五七十丸，食后生姜汤下。

清暑助行丸　夏月出行服此，能清暑爽神。

川百药煎一两五钱　人参三两　甘草　麦门冬去心　乌梅肉　干葛粉各一两

上为末，炼蜜丸，鸡头实大，每服二丸，含化能解暑。

渗湿汤　治寒湿身重腰冷，小便不利，大便泄泻，此坐卧湿地，或阴雨所袭也。

白术　白茯苓　苍术各二钱　陈皮　干姜　甘草各一钱　丁香二分

上作一服，加枣一枚，煎服。

麻黄附子细辛汤　治少阴脉沉，发热，兼理寒湿。

麻黄　细辛各一钱五分　附子二钱五分

上作一服，先煎麻黄一二沸，次下二味同煎服。

吴茱萸汤　温中，去湿，止呕。

吴茱萸　生姜各三钱　人参一钱五分

上作一服，水二钟，枣一枚，煎八分，食远服。

白术半夏天麻汤 治风痰眩运，或湿痰身重。

天麻 白术 半夏各一钱 黄芩炒 柴胡 陈皮去白 白茯苓各八分 甘草生五分

上作一服，姜三片，水一钟半，煎八分服。

当归拈痛汤 治湿热为病，肢节烦疼，肩背沉重，胸膈不利。

羌活一钱五分 防风去芦，一钱 升麻 葛根各七分 白术一钱 苍术 当归一钱 人参 甘草 黄芩 苦参各七分 知母 猪苓各八分 泽泻一钱 茵陈一钱五分

上作一服，姜一片，水煎，食远服，以善膳压之。

羌活附子汤 治胃寒咳逆。

羌活 附子 茴香各一钱五分 木香一钱 干姜五分

上作一服，水一钟，食盐一捻，煎半钟，热服。

羌活胜湿汤 治肩背项强痛不能回顾，腰似折[①]，项似拔，此足太阳经，气郁不行，以风药散之。

羌活 独活各一钱 藁本 防风 川芎各五分 蔓荆子 甘草各三分 如身重沉沉然，此经中有寒湿也，加汉防己一钱，轻则加附子一钱，重加桂枝一钱，水煎服。

越鞠二陈汤 治湿痰郁痛。

香附一钱五分 苍术一钱五分 川芎 山栀各一钱 半夏制，一钱五分 茯苓 陈皮各一钱 甘草五分 神曲炒，一钱

---

① 折：原作“拆”，据本书《卷二·湿门·诸痛》改。

上作一服，姜三片，煎服。

三拗汤 治痰喘水气。

麻黄三钱 杏仁去皮尖，二钱 甘草五分

上作一服，水煎，温服。

神秘汤 治喘急不得卧者。

陈皮去白 桔梗 紫苏 五味 人参 桑白皮 茯苓各等分 木香三分

上作一服，水煎服。

调胃承气汤 治阳明胃实，大便秘，谵语。

大黄四钱 甘草二钱 芒硝一钱

上作一服，先煎大黄、甘草待熟，再下芒硝，即去渣，温服。

平胃散 治湿伤脾胃不调。

苍术二两 厚朴姜制 陈皮各一钱五分 甘草七钱

上为末，每服三钱，米饮调服，或每服五钱，煎服亦可。

钱氏白术散 治一切吐泻。

人参 白术 白茯苓各一钱 甘草 干葛各八分 藿[①]香八分 木香五分

上作一服，姜、枣煎服，或为末，每服二钱，米饮调下。

草豆蔻丸 治寒湿心腹作痛。

草豆蔻去壳，面裹，煨，一两四钱 橘红 吴茱萸 干姜 益

① 藿：原作“芦”，影印本改作“藿”，以“藿”为是。

智　人参　黄芪各八钱　生甘草　炙甘草　当归　青皮各六分　泽泻　半夏各五钱　桃仁七十粒　麦芽　神曲各七钱　姜黄　柴胡各四钱

上为末，炊饼为丸，梧桐子大，每服二三十丸，姜汤下。

金花丸　治呕吐，制肝补脾。

半夏汤泡七次，姜汁浸炒，二两　槟榔一两　雄黄五钱，另研

上为末，面糊为丸，如梧桐子大，每服五十丸，姜汤下。

煮雄丸　治大实心痛。

雄黄一两另研　巴豆五钱　白面二两

上为末，以水丸如梧桐子大，每服时，先煎沸汤下药二十四粒，煮二三十沸，捞入冷水，沉冷一时，下二丸煮药汤，昼夜二十四丸，服尽，得微利为度。

备急丸　治伤寒冷之物，及治心腹卒痛。

大黄　干姜　巴豆各等分

上为末，炼蜜丸，如小豆大，每服三丸，水下。

泻青丸　治肝热。

当归　川芎　龙胆草　防风　山栀　大黄　羌活

上为末，炼蜜为丸，如鸡头实大，每服一二丸，白汤下。

猪脊髓丸　治阴虚诸症。

黄柏盐酒炒　知母盐酒炒　龟板酥炙，各二两　熟地黄　山药　枸杞子　杜仲酥炙，去丝　牛膝去芦，各一两五钱

上为末，雄猪脊髓三条，和炼蜜为丸，如梧桐子大，每服八九十丸，空心炒盐汤下。

青娥丸　治肾虚腰痛。

杜仲　肉苁蓉　川巴戟去心　小茴香　破故纸　青盐　胡桃肉

上为末，用猪腰一副，蒸熟捣烂，和药末，炼蜜为丸，如梧桐子大，每服七八十丸，空心盐酒下。

清空膏　治偏正头痛，由风湿热上壅所致。

川芎五钱　柴胡七钱　黄连一两二钱，一半酒浸，一半炒　防风去芦　羌活各一两　甘草炙，一两五钱　黄芩三两，一半生，一半炒

上为细末，每服二钱，入茶少许，调如膏，临卧抹在口内，以少汤下。如若头痛，加细辛二分。太阴脉缓有痰，减羌活、防风、甘草，加半夏一两五钱。偏头痛，减羌活、防风、川芎一半，加柴胡一倍。如发热恶热而渴，只以白虎汤加白芷治之。

燥门方（计方五条）

清燥汤　治血虚筋痿，由燥胜也。

人参　黄芪　当归　白术各一钱　陈皮　茯苓　黄柏　苍术　麦门冬　生地黄各八分　猪苓　泽泻　黄连　神曲各七分　甘草三分　五味十二粒　升麻三分　柴胡四分

上作一服，姜一片，枣一枚，煎，食远服。

厚朴汤　治气虚秘结。

厚朴　芍药各一钱五分　枳壳　陈皮　白术二钱五分　甘草五分　半夏曲一钱

上作一服，水煎，不拘时服。

麻仁丸　治大便结，风秘脾约。

麻仁去壳　郁李仁去壳，各一两五钱　大黄三两　山药　防风去芦　枳壳去穰，麸炒，各一两五钱　槟榔　羌活各一两

上为末，炼蜜丸，如梧桐子大，每服五七十丸，白汤下。

七宣丸　治大便结燥，小便赤涩。

桃仁去皮尖，炒，二两　柴胡五钱　枳壳八钱　木香二钱五分　甘草一两　大黄煨，五两　郁李仁去壳皮，一两五钱

上为末，炼蜜为丸，如梧桐子大，每服三十丸，米饮下，食前临卧，各一服，以利为度。

滋肠五仁丸　治津枯竭，大肠秘涩，传导艰难，宜此而润之。

柏子仁五钱　桃仁去皮尖　杏仁去皮尖，各一两　郁李仁去壳，五钱　松子仁去壳衣，二钱五分　陈皮四两，另为末　加当归二两，合陈皮为末

上将五仁另研为膏，入陈皮、当归研匀，炼蜜为丸，如梧桐子大，每服五十丸，米饮下。

火门方（计方九[①]条）

黄连解毒汤　治诸热。

黄连　黄芩　黄柏　山栀各等分

上为㕮咀，每服五六钱，水煎服。

枳壳大黄汤　下积热积滞。

① 九：原作“十”，据原书目录改。

大黄三钱或五钱　厚朴一钱五分　白芍药一钱五分　甘草五分　枳壳一钱

上作一服，枣一枚，姜一片，同煎，食远温服。

桂枝大黄汤　即前方去枳壳，加桂枝一钱五分是也，专治腹痛。

清神益气汤　补中，养血，去湿热。

人参一钱五分　白芍药　白术　甘草　陈皮　麦门冬　茯苓　升麻各八分　泽泻　苍术　防风各一钱　生姜　五味　青皮　黄柏各六分

上作一服，水二钟，煎一钟，空心服。

泻黄散　治脾热。

藿香七钱　山栀一两　石膏五钱　甘草三两　防风四两

上为末，蜜酒拌，略炒，白汤送下。

凉膈散　治诸热。

连翘　大黄各一钱五分　山栀　黄芩　薄荷各一钱　甘草三分　芒硝二分五厘

上作一服，加蜜少许，煎服。

妙香散

麝香一钱　人参　桔梗　甘草各五钱　木香二钱　茯苓　茯神　黄芪　远志　山药各一两　辰砂三钱

上为末，每服二钱，温酒下。

四制黄柏丸　滋阴降火。

黄柏去皮净　一斤分作四分，每分四两足，一分童便炒褐色，一分乳浸炒，一分蜜拌炒，一分盐酒拌，炒褐色，共为细末，炼蜜为丸，如梧桐子大，每服八九十丸，空心盐汤下。

坎离丸 降心火，滋肾水。

黄柏童便浸一昼夜，锉片，炒褐色，净半斤 知母童便浸半日，锉片，炒净，半斤

上各为末，炼蜜为丸，辰砂三钱为衣，每服八九十丸，空心莲子汤，或用山药糊丸亦可。

补门方（计方三条）

茸附丸 益真气，补虚损，壮筋骨，生津液。

鹿茸一两，炙 熟地黄四两 附子二两，面裹煨 牛膝一两五钱 山药三两 肉苁蓉二两 杜仲二两五钱，去皮炒，去丝

上为末，炼蜜为丸，如梧桐子大，每服三十丸，或五十丸，温酒盐汤任下，食前服，以食压之。

八味丸 益阴，强肾。

山药二两 白茯苓一两五钱 牡丹皮去木，两半 山茱萸去核，二两 泽泻一两五钱 熟地黄四两 附子面裹，煨 桂心各一两

上为末，炼蜜为丸，每服七八十丸，空心盐水送下。

天王补心丹 养心，安神，生血。

人参 黄芪 当归 白术 熟地各一两五钱 甘草五钱 麦门冬 茯神各一两 远志七钱 酸枣仁一两二钱

每服一二丸，白汤化下。

气门方（计方二条）

二十味木香流气饮 治诸气痞塞不通，胸膈膨胀，面目

四肢浮肿。

半夏　香附　厚朴　枳壳　青皮　紫苏　陈皮各八分　甘草　肉桂　丁皮　草果各四分　莪术　大腹皮　藿香　白芷　赤茯苓　白术　木瓜　槟榔各七分　木香　木通各一钱　麦门冬　石菖蒲　人参各五分

上作一服，水二钟，姜三片，枣一枚，煎八分，食远热服。

木香分气丸　治气不顺，脾胃心腹胁肋胀满，呕吐等症。

木香　槟榔　青皮　陈皮　干姜　姜黄　当归　白术　玄胡　三棱　莪术　赤茯苓　肉果各等分

上为末，面糊为丸，如梧桐子大，每服八九十丸，空心盐酒下。

血门方（计方二条）

补阴丸　滋阴补肾，养血生精。

黄柏炒　知母炒　龟板各三两，酥炙　熟地五两　白芍药酒炒　枸杞子　锁阳　天门冬去心，各二两　五味一两　干姜三钱，冬五钱

上为末，加猪脊髓三条，和药捣匀，炼蜜丸如梧桐子大，每服七十丸，渐加至九十丸，空心盐汤送下。

牛膝膏　治便血，血淋。

牛膝去芦，二两

以水五钟，煎至一钟，入麝少许，空心服。

痰门方（计方二条）

豁痰汤　治一切痰疾，此方与滚痰丸相表里，用治痰之圣药也。

柴胡去苗，一钱五分　半夏制，一钱五分　片黄芩一钱五分　甘草五分　人参八分，有火不用　苏叶带梗　厚朴姜制　南星各八分　薄荷　姜活　枳壳各五分　木香二分

上作一服，姜三片，煎服。

滚痰丸　治一切痰火。

大黄酒蒸　黄芩酒炒，各八两　青礞石煅，一两　沉香五钱

上用薄糊丸，如梧桐子大，每服五七十丸，食后滚白汤下。

郁门方（计方一条）

四磨饮　治一切郁气，痞闷不快。

木香　槟榔　枳实各一钱　沉香减半

上四味，以滚水一碗，作一次磨服，酒磨亦妙。

《脉症治方》附方终

医案

先鲁大父春岩公性嗜医，少从平湖陆声野先生游，尽发其秘，活人指不胜屈。每遇奇疾而奏奇效者，则笔之以示子弟。十余年间，存案千余条。自北游遭大医之嫉，遂散失无存。近从所遗残书帙中仅搜获数十条，因附梓以公同好。是亦江海之一勺耳，然其全味从可知矣！曾孙象先百拜谨识。

一男子素酒色过度，患伤寒，初用发散得汗稍解，继而大热六七日，昼轻夜剧，六脉沉细而数、无力。此阳症得阴脉，法所难治，遂告以该用附子。彼家惊讶，请他医用石膏并芩、连等药，更甚，群议欲用大黄。予急走告曰：仲景书云，承气入胃，阴盛乃亡，敢用大黄以杀人乎？彼家自谓必死，哀泣求救于予。予遂用浓姜汁探之，以安众心，服下稍静，遂用附子五钱、干姜五钱，以葱白汁转送。一服后，大汗热退，身凉而愈。吁！若用大黄，立刻毙矣，生杀之机，反掌间耳，可不慎哉！

一女人年三十余，经不调已半载矣。忽夫经商远归，经遂不行，三四月后，腹大如盘，凡医皆云是孕，彼家亦自谓是孕无疑。但日渐黄瘦，晡时潮热，请予诊视。两寸细数，两关微弦而濇，两尺短濇而微，或见或伏。予告曰：非孕脉，乃血聚结成气块之症，若是孕，两尺当往来不绝。《诀》云：尺按不绝，此为有孕。叔和云：濇脉如如刀刮竹，女人得之，乃败血为病。彼不信，至秋七八月间，腹如双胎状，至一年不生，渐大如鼓，复请予诊视。其脉如旧，更加瘦弱，遂用调脾胃补元气药二十余剂。待稍健，再用桃仁承气汤加归尾、赤芍药、五灵脂之类，三大剂，行下黑物如水浸木耳状，竟能走动，调理半年而安。后复经调受孕，次年冬生一子，壮健倍常。

一男子素过饮酒，常患内痔，出脓血不止。请医用峻药熏搽，内服寒凉燥[①]药，痔虽少愈，而咳嗽声哑，潮热，喉痛叠作，饮食不思，遂致危笃，请余诊视。六脉细濇而紧，右寸独大，面青唇赤。谓其家人曰：此痔患流毒而然也。盖肺与大肠为表里，肺移热于大肠，大肠积热而生痔，此时则大肠热复归于肺，故有此诸症。以麦冬清肺饮，间以人参养荣汤，各十余剂，晚用犀角一钱，柏枝汤下，月余全好。

一妇人年五十余，素自奉甚厚，常有脾泄病，忽患胸胁胀痛，口干，烦渴，虚汗如雨，舌上时有黑胎，大小便遗出不知。初用黄连人参白虎汤二贴，而烦渴止，舌胎去。再用麻黄根散，加归、参、术，大剂数服，虚汗止，胸胁宽而痛

① 燥：原作“躁”，据文义改。

减。再用十全大补汤，去桂，加麦冬，调理二十剂而安。

一妇年四十四五，两胁胃脘更换作痛，胀满，胁止则胃脘痛，胃脘止则胁痛，每痛则虚汗如雨，水浆不入，口不能呼，惟扬手掷足而已，六脉沉伏。初延医用理中汤，加青皮、柴胡、枳壳，愈痛。或云：诸痛不宜补，以其有火故也。遂更医用越鞠二陈，加青皮、柴胡、藿香、枳、桔、苍术，倍山栀，一服愈剧，六脉愈虚弱如蛛丝之状。予视之曰：事急矣，非参、芪不可。遂用大剂参、芪、归、术、陈皮，一服而痛减半。遂饮食，继用补中益气，去升麻，调理得痊。至四年上，又因忧虑病发，大痛如初，虚汗恶食呕吐，再依前用参、芪一剂，其痛愈甚，又加喘急，气壅。此参助火也，乃用桂枝大黄汤一剂，已宽十之三，再用白术、茯苓、陈皮、甘草、青皮、柴胡、藿香、桂枝、黄芩、香附、山栀仁，二三剂，仍用十全大补汤调理二月而安。吁！同是病也，同是治也，何先后之效不同？盖先病者虚也，后病者郁火也，苟不察此，宁免虚虚实实之祸哉。

一男子因劳力饮食不节，复感寒，头痛发热，肢节痛，无汗，恶寒，遂用麻黄汤，加干葛、白芷，一服汗出热退。头痛、体痛未除，又加胸胁胀，呕吐，再以小柴胡，加枳、桔、木香、陈皮，胁胀呕吐稍定。虚汗烦躁渴甚，用人参白虎汤。烦渴虽止，又复头疼发热，小腹急痛，询之大小便利，意必是外减去而内伤未除，再用大柴胡汤下二三行。诸症悉去后，用补中益气汤，数服而安。

一妇人年三十余，因乍洗澡冒风，患头痛，发热，自汗，恶风，烦躁而渴。先因自用姜葱煎醋表汗，重虚腠理，愈加冷汗不止，请予治。诊其六脉，细数无力，两寸略大。初用桂枝汤，加川芎、白芷、黄芩、石膏，烦躁略安，而冷汗与渴未止，续用人参白虎汤而渴止，头疼冷汗反甚，知其荣卫俱虚，遂用十全大补汤，去桂加麻黄根二钱，数贴而安。

一男子年近四十，因官事奔走受热，患血痢，日夜十五六次，中脘连小腹痛如刀割，水不入者二日。诊其六脉，弦细而数，遂用四物汤，加黄连、枳壳、地榆，二服而痛稍止，痢亦减三五行。仍然不食，知其热毒积深，再用枳壳大黄（三倍大黄）汤，兼用盦[①]脐法，大利死血一桶许，痛略止，能食薄粥一二盏。续用豆蔻香连丸一二两，而痢俱止，后用苓参白术散一料，方得全安。

一男子年五十余，因食冷肥肉数片，又食冷粥二碗，次早鬔头看木匠，因感冒寒邪，遂头痛发热，恶寒，无汗，此内伤、外感俱重。先用麻黄汤，加川芎、白芷、葱白，一服而汗出。头痛发热仍旧，又加胸膈胀满，知其表已解，而里未消，复用大柴胡下之，而前症略宽，其燥渴反剧，再用白虎汤一服，而烦渴止，病全愈。

一童子年十五，禀弱，患胃脘当心而痛，发作有时，夜重日轻。初因食猪舌一片，遂痛起，医家遂用藿香正气散，加消导之药，一剂不效，又用桂枝芍药汤，加干姜、乌梅、

① 盦（ān安）：原作“盒”，据文义改。盦，覆盖。下同。

川椒亦不效，请余视。余因记丹溪心痛条云：始痛宜以温散，久则郁热，宜以寒凉药治之，再用桂枝大黄汤，痢三四行，遂痛止，后用调脾胃药得痊。

一女年十一，患胃脘阵痛，六脉沉濇。初时医者用桂枝芍药汤，加青皮、藿香、柴胡、半夏等药不效，又用木香分气丸，其痛愈剧，始请余治。余细询之，因久坐石凳看戏，故得此痛，遂用茅氏五积散，二剂而安。此女先一年冬月，曾因食生冷胃脘痛，用藿香正气散下木香丸五六丸而安。吁！病同而感受各异，治之安可执定一方一法耶！

一小儿上吐下泻，日夜无度，用钱氏白术散，去木香，加扁豆，一服而止，后连治数人皆效。

又一小儿年未周，急惊垂死，以荆芥、薄荷、灯心、竹叶，金银煎，下玉枢丹半粒而愈。

一妇人年六十余，素有气痛之症，每恼怒必发，近因劳役，过食面伤，兼有恼怒，忽大痛，勺水不纳。初用藿香、半夏曲、陈皮、香附、扁豆、芍药、桂枝、枳实等药，服下不多时，大痛，药皆尽吐，饮食不进，虽少进亦吐。后于前方加黄连五分，方解石二钱，滑石八分，入银一块，同煎，用作三次徐徐服，遂不吐，亦少进饮食。后用宽中下气药，数服而安。盖此症有火填塞胃口，故用连、膏去其火，假银性使下行，是以药食皆得进而病安也。

一妇人年四十五六，因与人相争投水，患身热头痛，胸闷呕恶，手足不能动履，身如被杖，诊之六脉洪大，重按皆濡。初用五积散二剂，热痛皆止，但湿未去，故手足未利，身体仍痛。再用川芎、当归、赤芍、熟地、厚朴、苍术、陈皮、甘草、半夏、枳壳、香附、乌药、真桑寄生、续断、羌活、独活、防风、蕲蛇，每剂二两，作大剂十贴而安。再用六味地黄丸，加木瓜、苍术一料除根。

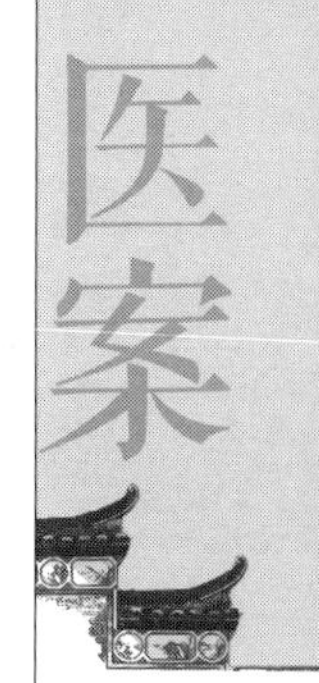

一男子患伤寒，因劳役而得，初起如疟状，发热头痛，呕运恶寒，六脉弦数而紧，无汗。初用柴藿散一服不效，再用小柴胡加枳、桔。继以胸满而痞，呕不止，大渴，见水就吐。余视之，知其邪火在膈上，作吐，遂以人参白虎汤，加黄连，一剂热退膈宽，呕吐即除。后以两尺脉弱，右关沉濡，以补中益气加麦冬、黄柏、知母[①]，数剂全愈。

一妇人年四十八九，三年前因恼怒患吐酸水，嘈杂，上膈膨闷，中脘隐痛，呕恶，六脉弦濇，此气膈也。初用四物，去地黄、二陈，加白术、扁豆、黄连、香附，八剂后，加人参、粟米，食后用黄连干炒一两、白术二两、枳实一两、木香五钱、半夏、橘红、萝卜子，姜汁浸蒸饼，丸服。食前用人参一两、白术一两、茯苓八钱、甘草三钱、白芍一两、当归一两、御米一两、山药一两、莲子一两、芦根汁、人乳、姜汁、童便、蜜少许熬膏丸，各服一斤，相间服，三月全愈。

眉批：要皆丹溪遗传心法。

一男子年五十，因忧郁，继因劳役，患胸膈胀闷，饮食少进，每食必屈曲而下，大便闭结，口臭舌干，诊之六脉弦

① 母：原脱“母”字，据文义补。

濇。予曰：此火盛燥血，脾土受伤，若不治必成膈也。遂用大剂四物，加白术、桃仁，间以二陈，加姜炒黄连、山栀，二十剂而大便润，五十剂而胸膈宽。食前用养胃丹，人参一两、白术一两、茯苓一两、陈皮一两五钱去白、当归、白芍、半夏曲、黄连、扁豆、山药、御米、粟米各一两、甘草五钱，外用芦根自然汁、姜汁、竹沥、童便、人乳、牛乳、羊乳、蜜各一盏，共和为丸，空心服下。午用保和丸，加木香、黄连、吴萸同炒，枳实、老米糊丸，食后服，调理半年全愈。

眉批：大皆如此，症为不治，孰知有治而不愈者，未有不治而愈者，有不善治而死者，未有善治而不生者。如此二症，公皆善法古人，善师心法，治之究皆得生，真能造命者也。

一妇人患崩，一日忽下一物如猪肚状，大小腹急痛，下午发热，呕恶不食，诊之六脉沉濇。予云：此阴癞也，因崩久气血虚而脱下。遂用八物汤，去地黄，加升提药，外用疏风药熏洗，三日全收。再用十全大补汤，去桂，并用紫石英丸，调理至一月复元。此病往往产后亦有之，治法当与此同。

一妇人年五十余，素善饮，患心膈一块胀满作痛，又无块形，饮食急不能下，必屈曲乃下，诊其脉浮大而数，右三部略弦，多作痰膈治，二陈加连、术、枳壳等药不效。忽一日头大痛，请余治，余用头痛药遂止，鼻内又出血，再用清肺药二贴，鼻血不出，数日口内又吐紫黑血数口。予再诊之，前浮大而数细，诊两头实，中央虚，乃芤脉也，右三部亦然，遂悟其必积，血在胸中也。再用桃仁承气汤大剂服，一日一

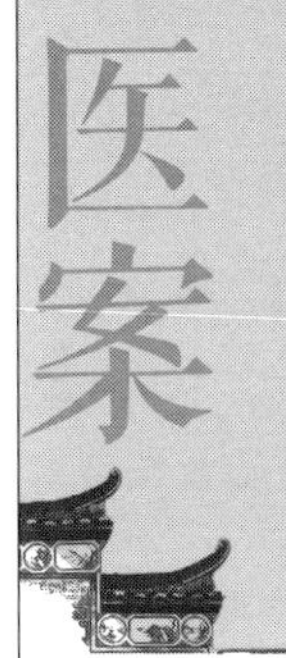

夜，下黑血十余次，膈遂十宽其九。再用和脾胃并疏气养血药，调理二月而安。

一少妇年十九，经未通，诸药不效，诊之六脉沉滑，观其人肥而白，知其下焦有结痰，塞血海隧[①]道，以此不通。遂用茅氏大通经散，三贴而通，仍不甚多，继用四物二陈，加南星、苍术、红花，服至十五剂而全通利也。

眉批：望闻问切，安可少乎？观此可以为法。

一男子年四十余，因下冷水洗澡，久浸水中，患头痛发热，身重如被杖，无汗，六脉洪数。初令服九味羌活汤，倍苍术，二服微汗，而病未解。遂更朱医用麻黄发表药，大汗，热虽小退，头痛愈剧。越五日，再请予视。予曰：先六脉洪数，故用微汗，今则脉沉数，又见胸腹胀大，是里症也，宜急下之，今反汗之，是重竭其阳也。用大承气汤下之，入大黄五钱，乃得通利，热退身凉，而干呕大作，再用半夏[②]汤，加黄连入姜汁，一服乃止。予再教服调理脾胃药，彼不听。予曰：余邪未尽，正气未回，不服调脾胃药，必有他疾出。后经半月，果患赤痢，用黄芩芍药汤，加槟榔、枳壳、木[③]香、肉果，二服痢止，再用参苓白术散，煎服数贴而安。

一男子年二十八九，家贫以佣工为活，因劳役饮食失节，

① 隧：原作“隊”，据文义改。
② 半夏：原作“半下”，据本书《卷一·风门·中风·方·小续命汤》改。
③ 木：原作“术”，据清抄本改。

患头痛，发热，呕吐，无汗。初用九味羌活汤，一剂微汗出，头痛半止，热亦稍退。越五日，彼再用猪油煎醋吃，复头痛，发热，胸膈胀闷，大渴，大汗，诊其脉滑数。再以大柴胡入大黄三钱不动，渣内又三钱，遂得四五次，膈宽热退，惟小腹痛。群谓是用大黄太过故也，予不以为然，再用桂枝大黄汤，其家坚不肯服。予告曰：彼因下焦有火，兼有积食，留滞作痛，若不涤去，终为后患，若有疏虞，余可力保。遂服一大剂，复痢黑色秽物半桶，其痛遂止，众皆赧然。后用调理脾胃药，数剂而安。

一男子年近三十，先患伤寒，其人素虚，医者以药酒煎强发其汗，外用绳札其十指刺血，遂至汗多亡阳。更医以平补药剂调半月略好，后因过食熟牛肉并汁，遂成食后发热，冷汗如雨，四肢厥冷，上下过于肘膝，每厥则阴茎连囊俱缩尽，厥回煖[①]则渐伸，一日夜三五发，又且梦泄无度。日间小解后若阳举，其精随泄出，昼则略安，夜卧不寐。予诊其脉，六部皆虚豁如指大，重按全无。予曰：此阴阳俱虚之极也。按经云：阴虚则厥，阳虚则热，非大补不可。遂用人参三钱，白术三钱，黄芪二钱，归身一钱五分，熟附二钱五分。其父云：前者分参尚不能服，岂能用如许多参，且并用附乎？坚不肯服。予曰：岂不闻先贤云，邪轻剂轻，邪峻剂峻，此大虚必用大补，今邪盛正虚，而用少参以杂于寒凉药中，宜其

① 煖：同“暖”。

服之不效也，此药与症相投，若少差误，谁敢为保。其家稍解，遂煎药一服。是夜遂觉安静，而厥亦减半。其父曰神也，乃信用此药。调至半月后，去附子，加参至五钱，麦冬一钱五分，一月全安。

一妇人患疟，二日一发，已二年矣，诸药不效。余诊之，六脉洪数无力，知其气血虚极也，遂用人参、白术各三钱，归、黄芪各二钱，九棱鳖甲酥炙一钱五分，地骨皮一钱，青蒿七分，熟附子一钱，柴胡五分，升麻三分，服二剂减半，四剂全愈。

一妇人素多恼怒，忽患头痛，胸膈连两胁胀痛者数日，又干呕。服行气止痛之药，二贴不效，反剧。余往诊之，两寸弦，两关弦带芤，两尺濇带数，知其积血作胀痛，遂用犀角地黄汤，加藕节、黑栀、侧柏叶，二服略好。再以前方加大黄二钱，当归一钱，桃仁三十粒，不去皮尖，研如泥，服二剂，大便下黑血三五次，胸胁顿宽。后以八物汤加减，调理一月而安。

一男子因伤暑，兼劳役，患疟疾并作，又噤口。余先用枳壳大黄汤一大剂，荡其积热，次用盦脐法，吸其热毒，次用胃风汤加肉果、黄连、地榆煎，吞下香连丸，如此二服而痢止。再以大剂补中益气，加扁豆三倍，柴胡、山药、鳖甲，数服疟止，后以参、术、归、芪熬膏，调理得痊。

一妇人年三十余，患哮喘咳嗽，气急痰壅，昼夜不能卧，一年发三五次，遇寒愈甚。余初以麻黄、石膏、杏仁、贝母、

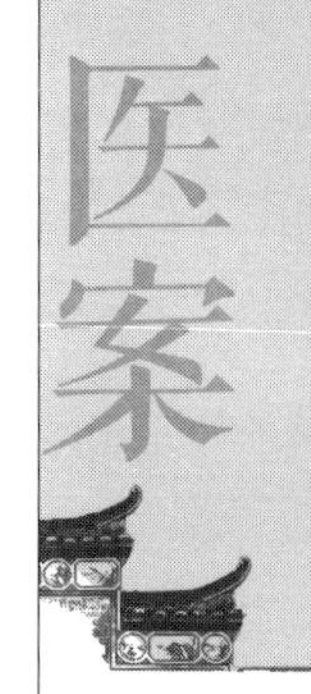

苏叶、青皮、枳壳、桔梗、葶苈子[①]、大腹皮，四剂而痰喘定。再用保和汤，加减十余剂。后以清肺丸，并真白丸子三药，空心并临卧时服，各半料，竟除根。

一男子年四十余，患伤寒五六日，汗下失宜，咳逆大作，垂死，腹急，大渴，饮水，大便稀，小便濇少，六脉滑数，乃热结中下二焦，停饮在上，故作咳逆。以大剂二陈汤，加竹茹一钱五分，黄连一钱二分，柿蒂二十个，煎服，二剂遂愈，但渴未止，再以黄连白虎汤，二大剂全安。

一男子年五十余，素患吐酸嘈杂，二月患伤寒，兼夹食，诊之气口、人迎俱大。以藿香正气散服一剂，外感已去，内伤未除，又惹动故积，患胃口大痛。遂用二陈加吴萸、炒黄连、香附、青皮、白芥子、官桂、黑干姜炭，一剂而痛止。次日小腹大痛，又用桂枝芍药汤，加大黄、枳壳，其痛又止，又移胸胁背大胀，急痛不能点指。诊之两关散大，知是瘀血，遂用桃仁承气汤连服二剂，下紫黑血一二斗。背宽而胸胁仍胀，口内血腥，遂用犀角地黄汤一剂。继用四物，加香附、童便、制丹皮、丹参、扁柏叶、黑栀仁，连服数剂得痊。以当归膏一料，调理复元。

一男子年三十余，患伤寒头痛，无汗，发热，误药失汗，热蕴于内，作出遍身红紫班。遂用防风通圣散，去硝黄、黄柏、活石，加牛旁子二剂，热退班没，仍虚汗大渴，咽喉肿

① 葶苈子：原作“亭苈子”，据本书《卷二·湿门·黄疸·方·茵陈五苓散》改。

痛。再用人参白虎汤，加玄参、升麻少许，二剂而痛渴俱止。后用小柴胡汤，去半夏，加白术、当归、麦冬，五六剂而安。

一妇人年二十六七，因恼怒，火攻上，颈、耳、头、面俱肿。医家用防风通圣散，一剂而肿退。越三月发疟，间日一发，先寒后热，甚重，不知人事，将欲垂死。予诊之，六脉弦紧，两关尤坚劲，知其肝木太过，而乘脾土，故疟作也。先用越鞠二陈汤，加柴胡、黄芩、白芍药、白术，未发日服一剂，次用人参、白术、柴胡、青皮、归身、白芍药、黄芩、半夏、川芎、甘草、草果、乌梅、马齿苋，姜、枣煎，发日五更空心服，其疟当日即止。后用四君子汤，加当归、白芍药、香附、贝母、陈皮、青皮，数剂而安。

一男子体质素弱，三月患伤寒，汗吐下俱行，脾胃伤损，病愈后，又失于调理，至五月因事劳役，一夕忽然晕去，手足厥冷，不知人事，口吐涎[①]沫，冷汗如雨，灌水不入。予诊之，两寸浮小，两关浮大如指，重按全无，两尺短濇不匀。予告之曰：此极虚之候也，非大补不能活。遂先用荆芥穗五钱，加姜汁、竹沥各一盏，先灌下，稍定再用人参三钱，黄芪二钱，归身、白术各二钱五分，麦冬一钱五分，五味一钱，熟附子二钱，作大剂煎服，连服二剂，遂得复生。后以十全大补汤，去桂，加天麻一钱、防风八分，调养全愈。

一天长县钟水村人，年三十余岁，形肥质厚，素不嗜酒

① 涎：原作“延”，据文义改。

色，偶因劳役，继以外虑，忽患中风，左手足不遂，痰涎壅盛，口能言，而头痛如斧劈，大小便利，诊之六脉洪滑，有力不数，此痰火类中风也。遂先用至宝丹丸为引导，次用煎药，南星、半夏各二钱，陈皮、白术、白茯苓、白芍药各八分，黄芩、石膏各一钱，当归一钱五分，甘草五分，天麻、川芎、羌活、防风各八分，僵蚕、全蝎、红花各五分，作大剂，用姜汁、竹沥传送，一服而减半，外用滚痰丸，下午服，后以此方随症加减，数剂全安。

一少妇禀弱，素多病，二月初产甚艰，后患左胯大痛，如鸡嘴咬之状，小腹急痛，见食气即吐，饮食俱不能进。或作血虚治，或作郁火治，皆不效。一医作虚治，用八物汤，用参止五七分，多即喘促气闷，皆谓郁症不宜用参，止以四物二陈加香附等药，与八物相间服，至三月形体羸[①]惫，其痛愈甚。请予视之，六脉洪大，重按全无，乃极虚之候也，遂以参三钱，芪一钱五分，白术一钱，陈皮七分，当归一钱，甘草三分，白茯苓一钱，熟附五分。彼力云不宜用参多。余解之曰：大虚大补，小虚小补，今大虚而反用小补，故邪气不伏反作喘闷。众皆唯唯，遂煎前药一剂，作三次服，其痛遂十减其七，是夜亦安寝。仍以此方服二十剂，加参至五钱，方得全愈。

一男子年二十八，患疸症，遍身面目如金色，口渴日潮

---

① 羸：原作“赢”，据清抄本改。

羸[1]瘦，诊其六脉，轻取浮弦，重按短濇。前医家按古法以苍术为君，加入茵陈五苓散，内佐以木通、山栀，数服不效。又一医以琥珀丸[2]，愈剧。余诊其脉，细询其状，乃知素以酒色并行，金水二脏受伤久矣，徒治其标不治其本，病奚能安。乃以四物加便制黄柏、知母，并枸杞、麦门冬、甘菊花，大剂一百余剂，始全愈，但两目昏朦，不能见物。后用人参固本丸，加黄柏、知母，间以六味地黄，加甘菊花，各一料，相间服，后目亦复明，身体如旧。

一男子年四十余，伤酒感寒，胃脘痛如刀割，呕吐昏闷，七日饮勺不入，诸药服下即吐出，顷刻不能留。余诊之，六脉沉微无力，知其饮伤于上，寒伤于下，寒热相抟，为关格之症也，故诸药物不纳。乃先以理中汤加藿香、半夏[3]、陈皮，煎一服，吞下四积保生锭二丸，令以小杯缓服，一二时不吐，即索粥，脉即起。后以六君子汤，十剂全愈。

一女年七岁，患小腹痛，抢上心，连两胁后背俱痛，诸药不效。余诊视，见其面上白点，知其虫痛无疑，身极瘦弱，不能胜追虫之剂。乃先以理中汤，加乌梅、川椒，连进四服。次用槟榔散，使君肉煎汤调下，乃得全愈。仍用参苓白术散调理。

一富室少妇，因郁久伤血，血虚气滞，虚火时动，经事

① 羸：原作“赢”，据文义改。
② 琥珀丸：原作“珀琥丸”，据文义改。
③ 半夏：原作“半下”，据本书《卷一·风门·中风·方·小续命汤》改。

两、三月一行，每欲行，必大痛数日，色淡而少，下午唇颊赤，不发热，中脘痞闷，恶食，强食即吐，诊之六脉弦濇，两寸浮滑。以六君子汤，加厚朴、砂仁，香附倍之，数帖稍安。每经前后则用四物汤加木香、玄胡索、红花、牡丹皮，经后用八物汤倍加香附，空心服八珍丸，加香附、沉香、益母草膏为丸，服半年全愈，次年生一子。

一妇人年近四十，八月间生产，子死腹中，历八日方产出，产后小腹内如梭大一块，直抢上心口，痛不可忍，至夜尤甚。凡医皆用行血、破血、破气、香燥之剂，愈服愈剧。至十一月初，予为诊视，六脉弦濇而数，两关尤甚，知其肝木乘脾，中气下陷。乃用理中汤，加熟附、人参，附用一钱一剂，继用加味益母丸，一服遂愈。后用参、术、归、芎为君，陈皮、香附、桂枝、沉香为引，十余剂全愈。

一男子年三十六七，素质强健，嗜酒，因事忤意，醉后复大怒，遂胸膈窒塞，喉中一块如梅核状，咯不出，咽不下。诊其六脉，弦紧而滑，两尺尤大，知其伏火郁痰，冲碍清道。遂用二陈加山栀、白豆蔻、芦根，煎服数贴，稍宽。再用梨汁、韭汁、萝卜汁、姜汁、蔗汁、芦根汁、生葛根汁、白蜜各一碗，八味熬膏，外用白术半斤、人参四两、白茯苓四两为末，和匀入罐[①]内，盐泥封固，放锅内，煮三炷香，取出去火毒。每日清晨、上午、下午滚水调服，晚用滚痰丸一钱茶

① 罐：原作“灌”，据文义改。

下。如此调治半年全安，此法治中年膈食皆妙。

一族叔因事奔走劳役，谋虑太过，损伤心脾，素又有肝[1]经肥气之疾。春初因怒感寒，大吐，药食不入。诊其脉，沉迟弦濇不定。初医用香砂养胃汤，次半夏竹茹汤，加丁香，后用治中汤，皆不应，请余治。予曰：烦躁闷乱，面青颊赤，唇目俱黄，脉反沉迟，乃阳症得阴脉也，法难调治。遂先用理中汤，参、附各用五分探之，服下稍安，半日后复吐。予坚议欲用附子以回阳抑阴，其眷属彷徨不决，赖亲友力替，遂以参、附各三钱，加入真武汤，内外灸气海十余壮，且灸且服，药后得汗，周身狂燥遂息，吐亦寻止。但昏沉六日，不省人事，惟啜饮汤而已，至七日方醒。此由阴盛于内，阳消于外，得附子而阳气初回不定，故昏沉耳。后以参、术、归、芪为君，佐以枸杞子、麦门冬、酸枣仁、圆眼肉之类，上、下午服，晨用鹿角胶二三钱调理，百日全安。

医案终

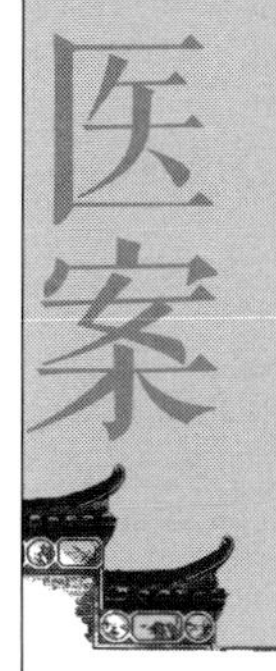

① 肝：原作“汗”，影印本改作“肝”字，以“肝”字为是。

跋

跋

先高祖春岩公幼孤而贫，生而有大志，性嗜书，力不能就塾，私蓄鸡积卵以易书读，或劝之习星卜以为活，公不应，固强之，公熟思之曰：吾宁业医，将活人耳，徒自活耶！遂专志读医书。稍长从平湖陆声野先生游，尽发其秘，活人指不胜屈。暇则著书，有《活人心鉴》《虚车录》《养生类要》《脉症治方》等书，惟《养生类要》昔已梓行，余悉存笥[①]中。游于北都，遭太医之嫉，卒年未四十。先曾祖居易公暨先君咸世传其学，先君素欲以公所遗诸书梓以问世，自少力肩家政，勤劳于外，有志未逮，及耄而始得经岁休息于家，先以《脉症治方》一书付剞劂氏[②]，余将次第以成。盖《脉症治方》者，按脉审症，因症辨治，而后定方，其理至浅而至深，其言至简而至备。俾初学者见之，了如指掌，即三折肱者，究

① 笥（sì 四）：盛物的方形竹器。
② 剞劂（jī jué 机绝）氏：刻板印书的经营人。

不能出其范围，洵乎为下学上达之功也，故梓之尤急也。无何书垂成，而先君忽见背，时不肖持偕仲弟斌匍匐归里，痛摧心脾，是书未遑寓目。赖从兄天士详加校阅，纤悉无讹。其未成者，仍十之二三，属持急续成之。持愿自兹糊口四方，得菽水[①]以供母氏，余悉梓成诸书，以成先君之志。奈年来烽烟未靖，谋生无策，又未易言此。因思先高祖，甫离襁褓而遂失怙，家无升斗之储，未尝一日就训塾师，而能成不朽之业、垂不朽之书，持等受先人之庇，承父泽之遗，而有志莫酬，其贤不肖，为何如耶？然使天假先君数年，则诸书皆已告成，而天胡夺之速，岂以诸书过于泄天之秘，故天不欲使见于世耶？抑吾父欲与世公之，而天反欲秘之耶？然而吾父之志固，未尝一日去诸怀也，是不肖持之责也夫！

元孙志持百拜敬跋

① 菽（shū 叔）水：豆与水。指所食唯豆和水，形容生活清苦。常指晚辈对长辈的供养。

校后记

校后记

《脉症治方》4卷，笔者所见存世有清康熙十二年癸丑（1673）澄溪倚云堂刻本及清抄本。刻本存世两部，分别收藏于中国中医科学院图书馆（简称北京本）和中华医学会上海分会图书馆（简称上海本）。清抄本仅存第一、四两卷，两卷皆为残本，收藏于中国中医科学院图书馆。1990年上海科学技术出版社据中华医学会上海分会图书馆馆藏刻本影印出版，收入《明清中医珍善孤本精选丛书》。

刻本为宣纸，一函四册，一卷一册，第四册附有“附载名方”一卷十门共92方及“医案”一卷计42则。是书牌记右上为“歙西吴春岩先生辑著”，中楷书“脉症治方”书名，左下为“澄溪倚云堂藏板”。版框高19.2厘米，宽16.7厘米。四周单边，墨格。八行二十一字。注文小字双行同。单鱼尾，花尾，版心花口。版心上记书名，鱼尾下记卷次，卷数下小字记病证门，下记页次。

是书前有洪琮康熙十二年（癸丑年，1673年）十月序，次为程敬通顺治十年（癸巳年，1653年）六月序，次为吴象先康熙八年（己酉年，1669年）九月序，次为吴正伦所拟凡例，次为正文四卷，次为附载名方、医案各一卷，末为吴志持跋。每卷卷首第二行空一格题“歙西春岩吴正伦子叙父辑著”，第三行空八格题“男行简编次”，空两格题“曾孙象先较梓”。洪琮序署名后钤印两方：白文篆书“洪琮之印”，墨文篆书“谷一子”。程敬通名字刻为程道衎，署名后钤印两方：白文篆书“程道衎印”，墨文篆书“敬通”。程道衎，疑即程衍道。程衍道（约1593—1662年），字敬通，歙县槐塘人（今属安徽省黄山市歙县），程玠侄孙，习儒精医，文称雄于两浙，医名昭彰，曾校勘重刻《外台秘要》40卷，著有《医法心传》《心法歌诀》等。吴象先为吴正伦曾孙，其序署名后钤印两方：墨文篆书“冲孺”，墨文篆书“象先”。吴志持为吴象先子、吴正伦元孙。

北京本藏于中国中医科学院图书馆四楼古籍部，保存状况较好。外函侧面写有“脉证治方”“善乙”“清康熙八年吴象先较梓本”字样，盖有缩、化、清、要四枚朱文圆形印章。每一册四订孔，封面左上分别手写《脉症治方》四卷之首、四卷之二、四卷之三、四卷之终，右上标“善乙”字样，中部盖有朱文魏碑体“中医研究院图书馆藏”印章，各卷封底内页分别标有196956-196959编号，封底加印红色1961918字样，书底边侧面分别写有脉症治方一、二、三、四。第一卷封底左下角有新华书店古旧书标价戳，内有册数、定价。内页纸质发黄，刻工较为精良。“脉”“症”“治”三部分的句读，均由原收藏者加标了朱砂点，部分刻印不清晰的字用朱砂补描，如卷一21页上第一行“痛”、第二行“脉”、第六行“不”、卷二32页下第三行“于”等。卷一第14页上（即影印本第27页）、卷二第16页上（即影印本第165页）空白处，均盖有两方收藏章，分别为朱文篆书“滋蘭書屋藏”、白文篆书“惟善為寶”，第三、四卷无收藏章。

比较北京本与上海本版框、笔画的断痕等，基本判断为同一版，总体来看，上海本保存略差，多处蛀蚀。对照北京本发现，上海本在影印出版时进行了缩印，版框高为14.8厘米，宽10.4厘米，并对上百处缺字、缺笔进行了墨笔补描，也由此引入了五处错误：影印本85页第四行“合”字，误补为“令”；影印本166页第八行“並”字，误补为“煎”；影印本525页第五行“煖”字，误补为“缓”；影印本533页第五行“雨”字，误补为“两”；影印本537页第一行“方”字，误补为“力”。另，影印本130页第四行鳖字，原为“鼈”，影印本补为“鱉”。此外，影印本479页补墨书“藿”字，改“芦香”为“藿香”；543页补墨书“肝”字，改“汗经”为“肝经”，此二处修改皆合文义。

清抄本亦藏于北京中国中医科学院图书馆四楼古籍部，现存第一、四卷残卷，封皮系后加，内页为生宣纸，纸质佳，楷书抄成，全文照录，书法风格偏于清早期，未署抄者姓名及抄录时间。扉页右下钤印朱文“中医研究院善本书”，两册封底内页分别标207137、207138。册高29.2厘米，宽20.3厘米，版心高22.7厘米，宽14厘米。序言一页7行，行17字，正文8行，行21字，正文版心下部标有页码，页码与刻本一致，序言部分无编码。清抄本自吴象先序（刻《脉症治方》小言）后，每页行数和字数等抄录格式与刻本基本一致，全文无句读。第一卷缺封面及序言前四页，内容自序言第五页“春严先生遇毒一”开始，后亦有部分残缺，如第七页左下角至第八页右上角“岁游京师值穆宗有”、“日就困太医院屡药不效诏求良医疗治之春岩公以”等，缺失共计九处291字。第四卷卷尾跋缺失，医案仅收录前41则，且有17块文字缺失。清抄本用墨色手绘了洪琮、吴象先印章，无程敬通印章。

清抄本抄录颇精，基本保持了刻本原貌，仅删去了医案的眉批，修订亦不多，仅见以下四处：卷一第18页上第三行，将“大阴”补点，改为“太阴”；卷一第20页下第七行有意将“太抵”的点写得极小，改为“大抵”；卷一第43页上第四行，补“一”字，改“煎钟”为“煎一钟”；医案第11页下第八行“术香”，将点删去，涂改为“木香”。清抄本错误较少，错别字多已由抄录者自行挖补修改或涂改，其中挖补修改者如卷一第16页上第六行“风”、18页下第四行“多”、21页上第六行“寒”、21页下第八行“壮”、45页下第二行“气”、52页上第四行“失”、卷四第2页下第二行“则”、附载名方第2页下第四行“少”共计8字，涂改者如卷一18页上第三行“欲”、24页下第一行“通”、34页上第四行“数”、65页上第六行“痛”、66页下第一行“明”、附载名方第1页上第二行“门”、医案第1页下第四行“芩”、3页下第五行“年”、10页下第七行“承”、11页下第七行“疾”共计10字。抄本的错误目前仅见九处六字：卷一第3页下第三行“至”，误抄作“致”；卷一第7页下第三行将“黄芩”，误抄作“黄苓”（全文共抄错4次）；卷一第57页上第五行“辰砂”，误抄作“唇砂”；卷一第60页上第八行“疟”，疒下误抄作“雪”；附载名方第9页第一行“香豉”，误抄作“香鼓”；医案第1页第七行“勺”字，误抄作“匀”。刻本对“玄”“弦”“眩”等字皆未避康熙皇帝玄烨讳，而抄本在卷一第1页下第一行，将“弦”字末点省去，写作“弦”（“弦”），卷一第10页下第七行“弦”字亦如此，但全文其他的“玄”“弦”“眩”等字亦同于刻本，并未避讳。

底本从《素问》《灵枢》《伤寒论》《素问玄机原病式》《儒门事亲》《内外伤辨惑论》《丹溪心法》《医学正传》《古今医统大全》《古今医鉴》等大量转引文献，多有删节及改动，与上述著作的现代通行版本文字出入较大，其中错讹处已在正文中修改并出注，文字表述不同但不失原意者一律不改动、亦不出注，出入较大时出校语。

该书作者吴正伦一生坎坷。他幼年丧父，无力就学，自己养鸡售卵买书阅读，专门从事医学之后，游历于三吴之地，后至京城行医，医术高明，成功救治了多位公卿之病，被荐入皇家，先后为当时尚在襁褓中的神宗朱翊钧和穆宗某位贵妃进行了诊治，皆药到病除，得到明穆宗朱载垕的赏识，获赏赐颇多。而之后，宫中太医借故邀其赴宴，吴正伦酒后归家，中夜忽亡。家人皆疑其为太医毒杀，却只能忍气吞声，扶灵而归。吴正伦曾孙吴象先序中尤言“甚矣，人心之险欤”，“时先大人教小子至此，未尝不涕下洟，发上指也”，洪琮序中甚至以扁鹊被李醯刺杀一事相类比，为吴正伦感到无比惋惜。

吴正伦去世时年仅39岁，遗下三子，次子吴行简年仅十五岁，继承父业以供养兄弟读书。而吴正伦生前所著诸书，仅有《养生类要》2卷已出版，其余《脉症治方》4卷及《虚车录》《活人心鉴》等皆未刊行。吴正伦1568年去世，其《脉症治方》直到一百余年后的1673年方才由其玄孙吴志持最终刊刻出版，这其中的艰辛实不足为外人道。

《脉症治方》很好地体现了吴正伦的临床诊疗思想，以外感、内伤病证门类为纲，以脉、症、治、方为目，“治病必以脉为先”，“脉明，而后审症”，“症明，而后论治”，“治法明，而后议方”。该书以《黄帝内经》《伤寒论》为主，以金元四家学术思想为羽翼，参以诸家论述，并阐述了个人观点，以阴阳、表里、虚实、寒热八纲辨证为基本思路，探究了外感六淫、内伤气血痰郁及虚证的临床诊疗方法，按脉审症，因症论治，明治议方，对方剂的主治、用药、服法尤其是加减法论述十分精详。吴正伦之论述，对于中风、伤寒、中寒、瘟疫、伤暑、伤湿等外感病，及消渴、噎膈、气证、血证、痰证、郁证、虚证等内伤杂病的诊疗，颇具理论与临床价值。

吴正伦推崇《黄帝内经》《伤寒论》等经典，取金元诸家及明后诸家之所长。他多次摘引《黄帝内经》《伤寒论》条文，并以刘完素、李东垣、朱丹溪著作及《伤寒六书》《医学正传》《明医杂著》《古今医统大全》《古今医鉴》内容填充其中，同时结合自己的临床实践。如瘟疫，他以《伤寒例》观点为主，指出“是以一岁之中，无分少长，病皆相似者，此则时行之气，即瘟疫也”，在治法上首推丹溪所论“治法有三，有宜补，宜散，宜降”。吴正伦还补充指出瘟疫“先因伤寒热未除，更感时行之气，而为瘟疫也，治与伤寒不同”，发于三阳者多，三阴者少，宜辛平之剂以发散之，一般不用麻黄。

吴正伦紧扣“脉、症、治、方”四字，其在凡例中指出“此书专以六气四因为主，盖风寒暑湿燥火自外而致，气血痰郁自内而生，虽曰变幻多端，大要皆不越此”。吴正伦认为：“治病，必以脉为先。脉不明，则无由识症，而阴阳寒热，亦无从辨”；“脉明，而后审症。症不审，则无以施治”；“症明，而后论治。治法不明，则用药无所据”；“治法明，而后议方。方不当，则不能愈疾”。吴氏按脉审症，因症酌治，因治定方，条理井然，便于学习与查询。

在辨证上，吴正伦继承了张仲景的六经辨证、八纲辨证之法，指出：“愚考仲景治伤寒，著三百九十七法，一百一十三方，然究其大要，无出乎表里、虚实、阴阳、寒热八者而已，若能明究其的，则三百九十七法了然于胸中也。”其系统论述了表实、表虚、里实、里虚、表里俱实、表里俱虚、表寒里热、表热里寒、表里俱热、表里俱寒、阴症、阳症的脉象、症状、治法、方剂，尤其重视对仲景经典方剂的运用，指出“在表者汗之，在里者下之，半表半里者和之，表多里少者和而少汗之，里多表少者和而微下之，在上者吐之，中气虚而脉微者温之，全在活法以施治也”。

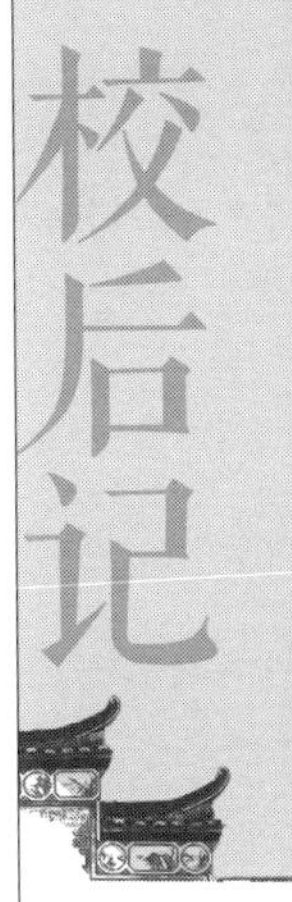

吴正伦擅长鉴别诊断。如对于伤寒病症，他认为正伤寒应遵仲景六经传变施治，“非时伤寒，或挟内伤者，或挟食，或兼风兼湿者”则可随症加减使用刘、张、李诸公所立之非正伤寒药，吴正伦指出：“凡此之类外形相似，内实不同，治法多端，不可或谬。必须审其果为温病、热病及温疫也，则用河间法。果为气虚、伤食及内伤也，则用东垣法。果为阴虚及痰火也，则用丹溪法。果为正伤寒例病也，则遵用仲景法。如此则庶无差误以害人性命矣。”他严厉指出当时的俗医流弊：“世俗但见发热之症，一概认作伤寒治之，悉用汗药以发其表，汗后不解，遽用下药以疏其里。设是虚症，岂不死哉？”这正是犯了《黄帝内经》所论的“实实虚虚，损不足而益有余”的错误，“如此死者，医杀之耳”，当为医者所戒！

吴正伦在临床上知常达变，善于对经典方剂进行对症加减。如春月用于治伤寒伤风的香苏散，吴氏提出了34种对症加减法，如头痛“加川芎、白芷（各一钱），名芎芷香苏散”，头痛如斧劈“加石膏（二钱）、葱头连须（三根）”，偏正头痛“加石膏（二钱）、薄荷、细辛（各七分）”，太阳穴痛“加荆芥穗（一钱）、石膏（一钱五分）”，伤风自汗“加桂枝（一钱）、无汗，加麻黄、干葛、薄荷（各一钱）”等。治少阳症的小柴胡汤，吴氏提出了13种加减法，如本经小便不利“加茯苓（一钱五分）”，本经胁痛“加青皮、枳壳（各一钱）”，本经渴“加天花粉、知母（各一钱五分）”，本经呕吐者“加姜汁（一盏）、竹茹（二钱）”等。而“血主方，生血去热，补虚益精，主女人用，男子血虚”的四物汤，吴氏“详病虚实，增损用之”，给出了多达135种加减之法，并提出顺应四时加减药物的思路：“此方春宜加防风，夏宜加黄芩，秋宜加天门冬，冬宜加桂枝，此常服顺四时之气，而加减未有不中者也。”吴氏主要针对患者症状予以加减药物，亦考虑病因、病机、病位、兼症等因素，并且考虑到病程、患者体质等，“久病者过经不解，坏症也，新发者，始病也。老者血气衰，少者血气壮，缓者病之轻，急者病之重。寒药热服，热药凉服，其中和之剂，则温而服之。”如对四君子汤，吴正伦拟定了58种加减法，指出：“上四君子汤加减方法也，须量病轻重虚实，临症斟酌方剂大小，庶无实实虚虚之误，倘收未备，惟达者正之。”在进行药物加减时，吴正伦较好地发挥了易水学派理论，对药物的升降浮沉和气味厚薄以及药物归经、引经报使等学说都有所运用。此外，吴正伦对药物的煎煮方法和服用方法进行了细致阐述。

总之，吴正伦所著《脉症治方》，紧扣临床实际，从脉、症、治、方四字立论，准确翔实，较好地继承了经典医论和金元明代医家学术经验，反映了吴氏本人学术特点，具有一定的学术价值。该书在作者罹难百年之后方得以刊行，其刻本两函、抄本半部又历诸劫而存世，今时之人得以窥其全貌，而知吴正伦学术特色，何其幸也！

校注者：李董男

2017年12月

方名索引

方名索引

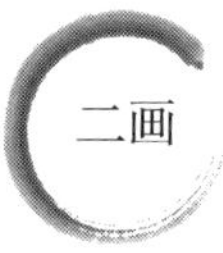

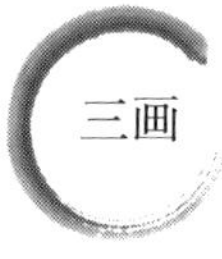

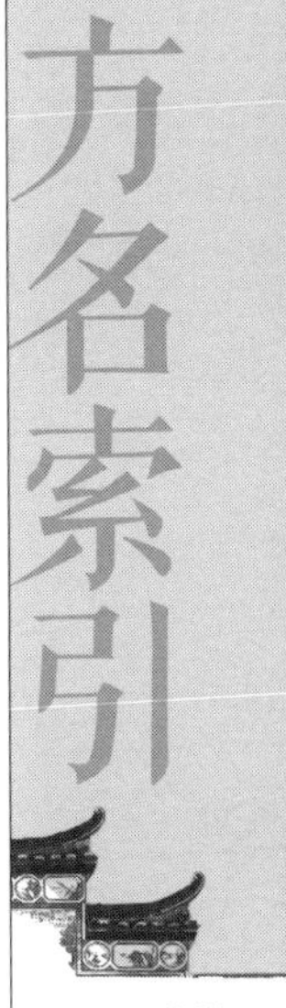

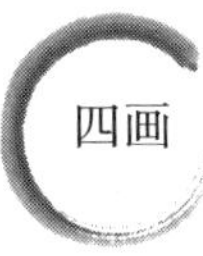

四画

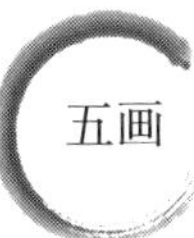

五画

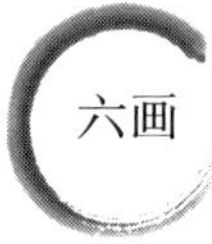

六画

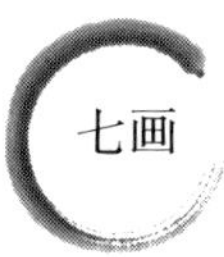

七画

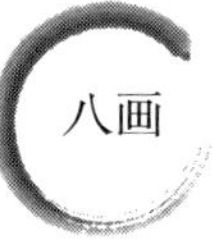

八画

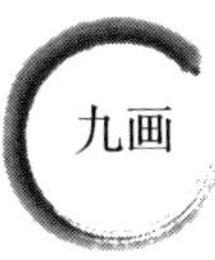
九画

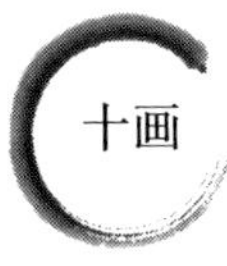
十画

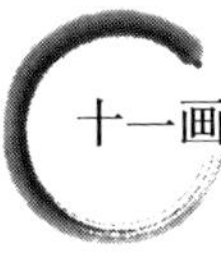
十一画

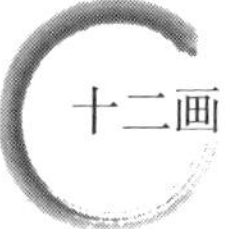
十二画

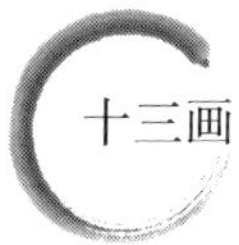
十三画

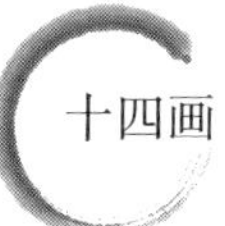
十四画

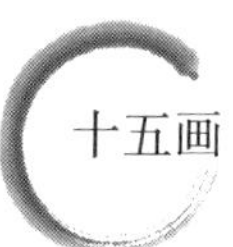
十五画

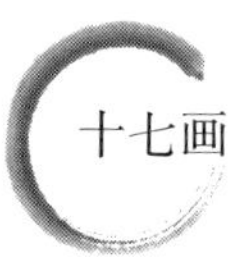
十七画